# 益智资源现代研究

主　编　李永辉　陈　峰　张俊清　李友宾
副主编　高炳淼　王　勇　江　君　李海龙
编　委　（按姓氏笔画排序）
　　　　陈　峰　高炳淼　江　君　李海龙
　　　　李永辉　李友宾　王　勇　王怡然
　　　　文　琪　张俊清　张旭光

科学出版社
北　京

## 内 容 简 介

益智是海南省特色药用植物资源，在我国有悠久的应用历史，有关益智的使用既有美丽的神话传说，又有记录翔实的应用经验，是民族医药中的珍品。本书以益智的规范化种植、基础研究及产品开发为主要内容。涵盖了益智资源、栽培、化学成分、药理、制剂、临床等方面的最新研究成果和数据，提供了益智相关的技术标准、基础研究数据和临床应用数据，是一本全面介绍益智的研究和应用的专业书籍。

本书为从事益智及其资源的生产、研发、经营、管理的相关人员和医药院校的师生具有切实的参考价值。

图书在版编目(CIP)数据

益智资源现代研究 / 李永辉等主编. —北京：科学出版社，2015.12
ISBN 978-7-03-048194-8

Ⅰ. ①益⋯ Ⅱ. ①李⋯ Ⅲ. ①益智—研究 Ⅳ. ①R282.71

中国版本图书馆 CIP 数据核字 (2016) 第 093749 号

责任编辑：赵炜炜 胡治国 / 责任校对：邹慧卿
责任印制：徐晓晨 / 封面设计：陈 敬

版权所有，违者必究。未经本社许可，数字图书馆不得使用

科 学 出 版 社 出版
北京东黄城根北街 16 号
邮政编码：100717
http://www.sciencep.com

北京京华虎彩印刷有限公司 印刷
科学出版社发行 各地新华书店经销
\*

2015 年 12 月第 一 版　开本：787×1092 1/16
2017 年 1 月第 二 次印刷　印张：7 7/8
字数：184 000

**定价：49.80 元**

（如有印装质量问题，我社负责调换）

# 前 言

益智为姜科植物益智 Alpinia oxyphylla Miq.的干燥成熟果实，主产于海南岛山区，此外，广东雷州半岛、广西等地亦产。始载于《本草拾遗》，"益智出昆仑及交趾国，今岭南州郡往往有之"。现为我国著名的"四大南药"之一，为海南省最重要的中药材。近年来，益智的多种药理活性引起了国内外学者的重视，在对消化系统和泌尿系统疾病的治疗上表现出较好的临床应用前景。相对而言，益智的产业化进程发展缓慢，以缩泉丸为代表的传统应用仍然为益智的主要应用方式，新型健康产品研发相对滞后。

近年来，落户于海南医学院的海南省热带药用植物研究开发重点实验室对益智进行了较为系统的研究和开发。涉及益智的规范化种植、基础研究及产品开发。取得了一定的成果，产生了较好的经济效益。为了总结益智研究与开发的理论和实践经验，我们编写了该专著。本书内容涵盖了益智资源、栽培、化学成分、药理、制剂、临床等方面的最新研究成果，提供了许多具有参考和实用价值的技术标准、基础研究数据、临床应用经验等。为从事益智及其资源的生产、研发、经营、管理的相关人员和医药院校的师生提供一本具有切实参考价值的专著。

益智在我国有悠久的应用历史，有关益智的使用既有美丽的神话传说，又有记录翔实的应用经验，是民族医药中的珍品。运用现代科学技术对传统药物进行继承性开发，是我国中药现代化的必由之路。对益智进行系统的现代研究与开发，必将让这味传统的南药对人类的健康做出更大的贡献。

本书由李永辉、陈峰、张俊清、李友宾担任主编，高炳淼、王勇、江君、李海龙担任副主编，并由张旭光、王怡然、文琪负责统稿。

本书结构合理，叙述清楚，为深入理解海南特色药用植物益智的研究概况提供了坚实的基础，突出了实际、实用和实践相结合的原则。

# 目 录

前言

## 第一章 概述 ... 1
第一节 我国姜科植物概况 ... 1
第二节 山姜属基本概况 ... 5
第三节 益智的概况 ... 6

## 第二章 本草学考证 ... 10
第一节 益智资源考证 ... 10
第二节 益智应用历史沿革 ... 11

## 第三章 益智生物学研究 ... 14
第一节 益智生物学特性 ... 14
第二节 益智遗传多样性研究 ... 20

## 第四章 益智种植技术研究 ... 33
第一节 益智自然资源分布 ... 33
第二节 益智栽培种植技术研究 ... 33

## 第五章 药学研究 ... 51
第一节 益智的化学成分研究 ... 51
第二节 益智的药理研究 ... 65
第三节 益智质量标准研究 ... 86
第四节 益智的药物代谢研究 ... 88

## 第六章 益智的开发利用 ... 98
第一节 益智药用成方制剂 ... 98
第二节 益智健康产品 ... 110
第三节 益智名方缩泉丸的现代研究 ... 115

后记 ... 120

# 第一章 概 述

## 第一节 我国姜科植物概况

姜科是热带、亚热带分布的植物类群,全世界有53属、约1377种,主要分布于南亚、东南亚和太平洋岛屿,仅有1个属(*Renealmia*)分布在热带美洲,有4个属(*Aframomum*、*Aulotandra*、*Siphonochilus*、*Renealmia*)分布在热带非洲。我国有20属、216种,主要分布于东南和西南各省区。本科植物多为多年生草本植物,具地下茎,有芳香辛辣味;单叶基生或互生,常二列;花两性,↑$K_3C_3A_1$或↑$P_{3+3}A_1$,子房下位,3心皮3室,胚珠多数,花柱从花丝槽穿出。本科植物多含挥发油,其成分主要为单萜和倍半萜;其中重要种属为山柰属、姜黄属、山姜属和豆蔻属,也是药用植物分布较多的种属。

### 姜科主要种属的分种检索表[1]

#### (一)山柰属 *Kaempferia* L. s. str.

1. 花后叶开放。
   2. 根茎块状;叶片近圆形,几无柄,贴近地面生长;花白色,药隔附属体正方形,2裂。
      3. 叶片较小,长7—13厘米,宽4—9厘米(台湾,广东,云南等)⋯1. *K.galanga* L.
      3. 叶片较大,长13—20厘米,宽13—17厘米(云南)⋯⋯⋯⋯⋯⋯⋯⋯⋯⋯⋯⋯⋯⋯⋯⋯⋯⋯⋯⋯⋯⋯⋯1a. 大叶山柰 *K.galanga* L.var.*latifolia* Donn
   2. 根茎匍匐,不呈块状;叶片长圆形,叶柄长达10厘米,直立,花淡紫色,药隔附属体近圆形(四川)⋯⋯⋯⋯⋯⋯⋯⋯⋯⋯⋯⋯⋯⋯⋯⋯⋯⋯⋯⋯2. 紫花山柰 *K.elegans* (Wall.) Bak.
1. 花先叶开放。
   2. 叶未详;花白色,花冠管比花萼长1倍;唇瓣裂至1/3处;药隔附属体较小(云南)⋯⋯⋯⋯⋯⋯⋯⋯⋯⋯⋯⋯⋯⋯⋯⋯⋯⋯⋯⋯⋯⋯⋯⋯⋯⋯3. 白花山柰 *K.candida* Wall.
   2. 叶面中脉两侧有深绿色斑,叶背紫色;花紫色,花冠管与花萼近等长;唇瓣深裂至中部以下;药隔附属体较大,鱼尾状(台湾、广东、广西、云南)⋯⋯⋯⋯4. 海南三七 *K.rounda* L.

#### (二)姜黄属 *Curcuma* L.

1. 叶两面或背面被毛。
   2. 叶较狭,两面被糙伏毛;根茎内部白色(广西、云南)⋯⋯1. 广西莪术 *C.kwangsiensis* S.G.Lee C.F.Linang
   2. 叶较宽,仅背面有毛;根茎内部黄色(我国东南部至西南部各省区)⋯⋯2. 郁金 *C.aromatica* Salisb.
1. 叶两面均无毛。
   2. 植株春季开花,花序单独由根茎抽出;根茎内部黄色或蓝灰色。
      3. 叶片全部绿色,中央无需紫色带;根茎内部淡黄色(浙江)⋯⋯⋯2a. 温郁金 *C.armatica* cv.Wenyujin
      3. 叶片中央有紫色带;根茎内部黄色或蓝灰色(台湾、福建、江西、广东、广西、四川、云南)⋯⋯⋯⋯⋯⋯⋯⋯⋯⋯⋯⋯⋯⋯⋯⋯3. 莪术 *C.zedoaria* (christm.) Rosc
   2. 植株秋季开花,花序由顶部叶鞘内抽出;根茎内部橙黄色(台湾、福建、广东、广西、云南、西藏)⋯⋯⋯⋯⋯⋯⋯⋯⋯⋯⋯⋯⋯⋯⋯⋯⋯⋯⋯⋯⋯⋯⋯⋯⋯⋯⋯⋯4. 姜黄 *C.longa* L.

## (三) 山姜属 *Alpinia* Roxb.

1. 花有苞片和小苞片或仅有小苞片。
   2. 苞片及小苞片相似，平展或内凹，小苞片不包卷成壳状或漏斗状，花通常比较小或中等大。
      3. 圆锥花序。
         4. 开展的圆锥花序，分支长 8 毫米以上；话比较大，唇瓣长 1 厘米以上。
            5. 苞片和小苞片果时宿存；果长圆形或椭圆形；叶柄长 6 厘米或近于无。
               6. 花绿白色；药隔无附属体；果长圆形，中部稍收缩，干时棕色或枣红色(台湾、广东、广西、云南)·············1. 红豆蔻 *A. galanga* (L.) Willd.
               6. 花粉红色；药隔顶端具半月形附属体；果椭圆形，干时红色(云南)············
                  ···········2. 水山姜 *A. aquatica* (kocn.) Rosc.
            5. 苞片和小苞片早落；果圆球形；叶柄长 1—8 厘米。
               6. 叶背被短绒毛(广东、广西、云南)···········3. 假益智 *A. maclurii* Merr.
               6. 叶背无毛。
                  7. 叶舌长 5—6 毫米，质薄；花序无毛，分支顶端有花 3—4 朵聚生(台湾、广东、广西)············4. 光叶山姜 *A. intermedia* Gagnep.
                  7. 叶舌长 1—2 毫米，质厚；花序被短绒毛，分支顶端有花 4—8 朵(云南)············
                     ···········5. 脆果山姜 *A. globoasa* Horan.
         4. 狭窄的圆锥花序，分支长 3—6 毫米；花较小，唇瓣长 6—7 毫米(我国东南部至西南部各省区)············6. 华山姜 *A. chinensis* (Retz.) Rosc.
      3. 总状或穗状花序；苞片和小苞片宿存。
         4. 花排列较疏散，花序不呈球果状或圆柱状。
            5. 植株较矮，无地上茎；叶片 2—3 一丛，自根茎生出；叶面常有深浅不同的颜色(广东、广西、湖南)············7. 花叶山姜 *A. pumila* Hook.fn
            5. 植株较高，具明显的地上茎；叶数亦较多。
               6. 叶片椭圆形或卵状椭圆形，长 210—15 厘米，宽 5—8 厘米；花序长 4 厘米(广东)············8. 革叶山姜 *A. coriacea* T. L. Wu & Senjen
               6. 叶片椭圆状披针形，长 20—40 厘米，宽 4—7 厘米；花序长 10—16 厘米(广东、广西、江西、贵州、云南)············9. 密苞山姜 *A. densibracteata* T.L. Wu & Senjen
         4. 花排列紧密，花序呈球果状或圆柱状。
            5. 叶柄近于无至 1 厘米；花序呈球果状，长 4.5—9 厘米，宽 3—4 厘米；苞片大，长 1.7—2.2 厘米，宽 1—1.5 厘米。
               6. 叶背密生茸毛(广西、云南)············10. 球穗山姜 *A. strobiliformis* T.L. Wu & Senjen
               6. 叶背除中脉被短绒毛外，余皆无毛(广西)············
                  ············10a. 光叶球穗山姜 *A. strobiliformis* T. L. Wu & Senjen var. glabra T.L.Wu
            5. 叶柄较长，长 3—4.5 厘米；花序圆柱形，长 7—9 厘米，宽约 1.5—2.5 厘米；苞片较小，长和宽不超过 8 毫米(广西)············11. 柱穗山姜 *A. pinnanensis* T.L. Wu & Senjen
   2. 苞片通常无，若有亦不和小苞片相似；小苞片壳状，包裹住花蕾，开花后脱落，花通常比较大，宿存。
      3. 小苞片通常壳状，包裹花蕾，开花后脱落，花通常比较大，唇瓣长 2 厘米以上。
         4. 花有苞片及小苞片。
            5. 苞片长圆状卵形，长 4—4.5 厘米；唇瓣倒卵形，长厘米(广东)············
               ············12. 海南山姜 *A. hainanensis* K.Schum.
            5. 苞片线形，长 2.5 厘米；唇瓣长圆状三角形，长 5 厘米(台湾)···13. 大花山姜 *A. uraiensis* Hayata
         4. 花无苞片而仅有呈壳状的小苞片。

5. 圆锥花序。
   6. 植株较细瘦，高约 1.3 米；叶狭，长 20—32 厘米，宽 2—3 厘米；花序长不超过 10 厘米（广东、广西）·················································14. 距花山姜 *A.calcarata* Rosc.
   6. 植株高大，高 2-3 米；叶较宽，长 30—60 厘米，宽 5—10 厘米；花序长 20—3 厘米。
      7. 花序直立，具长 1.5 厘米的纤细分枝；唇瓣长 3 厘米；果皮上无显露的条纹（台湾）··················································15. 高雄山姜 *A.koshunensis* Hayata
      7. 花序点垂，呈总状花序式（仅在中下部的分枝上有花 2 朵）, 分枝长不及 1 厘米，唇瓣长 4—6 厘米，果皮上有显露的条纹（我国东南部至西南部各省区）·················································16. 艳山姜 *A.zerumbet* (Pers.) Burtt & Smith
5. 总状或穗状花序。
   6. 总状花序。
      7. 小花梗明显，长 2—15 毫米。
         8. 花较大，唇瓣长 4.5—5 厘米（台湾）·············17. 垂花山姜 *A.fluitilis* Hayata
         8. 花较小，唇瓣长 3—3.5 厘米。
            9. 植株较矮，高通常不超过 1 米；苞片绿色（云南、四川）·················································18. 绿苞山姜 *A.bracteata* Roxb.
            9. 植株较高，高通常在 1 米以上；苞片白色、红色或其他颜色。
               10. 花序下垂；果椭圆形。
                  11. 叶背被长柔毛（云南）········19. 云南草蔻 *A.blepharocalyx* K.Schum.
                  11. 叶背无毛（云南、广西、广东）
                     ············19a. 光叶云南草蔻 *A. blepharocalyx* K.Schum.var.glabrior (Hand.-Mazz.) T.L.Wu
               10. 花序直立；果圆球形。
                  11. 花萼、花冠裂片不密被绢毛。
                     12. 叶柄长 4—8 厘米，叶背被短绒毛；花稠密；唇瓣长 2.5 厘米（广东、广西、云南、贵州）·················································20. 长柄山姜 *A.kwangsiensis* T.L.Wu & Senjen
                     12. 叶柄长不逾 2 厘米，叶背无毛或被极疏的粗毛；花较疏；唇瓣长 3.5—4 厘米。
                        13. 叶片长 50—60 厘米，宽 6—9 厘米；总状花序长达 20 厘米，较粗壮，被粗毛；果直径约 3 厘米（广东、广西）·················································21. 草豆蔻 *A.katsumadai* Hayata
                        13. 叶片长 35—40 厘米，宽 3.5-6 厘米；总状花序长 10—20 厘米，被绢毛；果直径 2—2.5 厘米（广东）·················································22. 小草蔻 *A.henryi* K.Schum
                  11. 花萼、花冠裂片密被绢毛[西藏、云南、广东（栽培）]·················································23. 毛瓣山姜 *A.malaccensis* (Burm.) Rosc.
      7. 小花梗极短，长 2 毫米以下。
         8. 叶背无毛；唇瓣长 3 厘米（台湾）··········24. 疏花山姜 *A.mesanthera* Hayata
         8. 叶背有毛。
            9. 花较小，小苞片长约 1.2 厘米，花冠裂片具缘毛，唇瓣长约 2.2 厘米（台湾）·················································25. 密毛山姜 *A.elwesii* Turr.
            9. 花较大，小苞片长 4—5 厘米；唇瓣长约 7 厘米（云南）·················································26. 宽唇山姜 *A.platychilus* K. Schum

6. 穗状花序。
　　7. 花较小，唇瓣长 1.5—2 厘米。
　　　　8. 小苞片长约 3.2 厘米，果时宿存；花冠裂片长 1.8—2.2 厘米；唇瓣近圆形，长于宽约 2 厘米(台湾)················27. **大头山姜 *A.macrocephala* Hayata**
　　　　8. 小苞片长约 1.5 厘米，果时不宿存；花冠裂片长 1.5 厘米；唇瓣卵状菱形，长于宽约 1.5 厘米(台湾)················28. **密穗山姜 *A.shimadai* Hayata**
　　7. 花较大，唇瓣长 3—4 厘米。
　　　　8. 花冠裂片长 3—4 厘米，唇瓣卵状菱形，长 3—4 厘米，宽 2.5 厘米，喉部被粗毛，上部中央红色；侧生退化雄蕊小(台湾)················29. **菱唇山姜 *A.kusshakuensis* Hayata**
　　　　8. 花冠裂片长 2 厘米，唇瓣宽菱形，长和宽约 4 厘米，喉部无毛，上部中央具紫色条纹；无侧生退化雄蕊(台湾)················30. **紫纹山姜 *A.dolichocepha* Hayata**
3. 小苞片漏斗状，宿存；花较小；唇瓣长 5—15 毫米。
　　4. 花较大，唇瓣长 1.5 毫米；果熟时黑色，直径 1.2—1.5 厘米(云南)················31. **黑果山姜 *A.nigra (Gartn.)* B.L.Burtt**
　　4. 花较小，唇瓣长 5 毫米；果熟时红色，直径 0.8—1 厘米(云南)················32. **节鞭山姜 *A.conchigera* Griff.**

1. 花无苞片或小苞片，若有亦极微小。2. 叶舌长 1—3 厘米或更长，膜质。
　　3. 叶片披针形，宽 3—6 厘米，基部近圆形，边缘具脱落性刚毛；叶舌 2 裂；果干时纺锤形，果皮上有显露的维管束 13—20 条[广东、广西、云南、福建(栽培)]················33. **益智 *A.oxyphylla* Miq.**
　　3. 叶片线形，宽 2 厘米，基部渐狭，叶缘无毛；叶舌 2 裂；果干时球形，果皮上无显露的维管束(广东、广西)················34. **高良姜 *A.officinatum* Hance**
2. 叶舌较短，长 5 毫米以下，质地较厚。
　　3. 叶两面被毛；花小，成对着生(我国东南部、南部至西南部各省区)················35. **山姜 *A.japonica* (Thunb.) Miq.**
　　3. 叶两面无毛。
　　　　4. 总状花序。
　　　　　　5. 花大，唇瓣长 2 毫米(台湾)················36. **短穗山姜 *A.pricei* Hayata**
　　　　　　5. 花小，唇瓣长 7 毫米(广东)················37. **小花山姜 *A.brevis* T.L. Wu & Senjen**
　　　　4. 穗状花序(广东、广西、湖南、江西、四川、贵州、云南)················38. **箭秆风 *A.stachyoides* Hance**

## (四) 豆蔻属 *Amomum* Roxb.

1. 果皮平滑或有毛，具纵条纹，但无翅或刺。
　　2. 叶背被绢毛。
　　　　3. 叶背被黄色绢毛，叶舌长仅 2 毫米；花较大，唇瓣倒卵形，长约 3.5 厘米，药隔附属体具 3 裂片(广东)················1. **长柄豆蔻 *A. longipetiolatum* Merr.**
　　　　3. 叶背被白色绢毛，叶舌长 1.7 厘米；花较小，唇瓣长圆形，长约 2 厘米，药隔附属体半月形(云南)················2. **银叶砂仁 *A.sericeum* Roxb.**
　　2. 叶背无毛。
　　　　3. 叶片长圆形；花序较大，果长圆形，长 3.5—4 厘米，紫褐色，干时具显著纵条纹(云南、贵州、广西)················3. **草果 *A.tsao-ko* Crevost & Lemarie**
　　　　3. 叶片披针形；花序较小；果近圆形，直径 1—1.6 厘米，白色或淡黄。
　　　　　　4. 叶鞘口及叶舌密被粗毛，苞片长 3.5—4 厘米[云南、广东(栽培)]················4. **白豆蔻 *A.kravanh* Pienrre.ex Gagnep**

4. 叶鞘口部无毛,叶舌仅边缘被极疏缘毛;苞片长 2—2.5 厘米(广东)················
·································5. **爪哇白豆蔻** *A.compactum* Soland. ex Maton
1. 果皮具波状翅或柔刺。
  2. 果皮具 9—10 余条波状纵翅。
    3. 叶背有毛,果具 9 条波状翅(广东、广西、云南)············6. **九翅豆蔻** *A.maximum* Roxb.
    3. 叶背无毛,果具 10 余条波状翅(西藏)···················7. **香豆蔻** *A.subulatum* Roxb.
  2. 果皮具分枝或不分枝柔刺。
    3. 果皮上有片状、分裂的柔刺。
      4. 叶舌短,长不逾 1 厘米;药隔附属体全缘。
        5. 果较大,宽 2.3—2.5 厘米,果皮上的刺长 3—6 毫米(广东、广西)······8. **疣果豆蔻** *A.muricarpum* Elm.
        5. 果较小,宽约 1.5 厘米,果皮上的刺长 2—3 毫米(广东)···············
·································9. **海南假砂仁** *A.chinensse* Chun ex T.L. Wu
      4. 叶舌长 2—4.5 厘米,薄膜质;药隔附属体 3 裂(广东)·······10. **海南砂仁** *A.longiligulare* T.L. Wu
    3. 果皮上的刺通常不分裂。
      4. 茎丛生;总花梗长 30 厘米以上;果皮上的刺尖细尔弯曲;叶中脉未达顶端即变细且隐没(广西)
·································11. **长序砂仁** *A.thysoideum* Gagnep.
      4. 茎散生;总花梗较短,长不逾 10 厘米;果皮上的刺直而不弯;叶中脉直达叶顶。
        5. 果成熟时紫红色(福建、广东、广西、云南)···············12. **砂仁** *A.villosum* Lour.
        5. 果成熟时绿色(云南)······12a. **缩砂密** *A. villosum* Lour.var.*xanthioides* (Bak.) T.L. Wu & Senjen

## 第二节　山姜属基本概况

山姜属(*Alpinia* Rox b.)植物约 250 种,广布于亚洲热带地区;我国有近 50 种,分布于东南部至西南部。该属植物具有重要的药用价值,其中高良姜、大高良姜、山姜、节鞭山姜、艳山姜、箭杆风、小草蔻、建砂仁、益智、草豆蔻、红豆蔻等收载于《中华本草》;高良姜、红豆蔻、草豆蔻、益智等亦被收入《中国药典》。本属植物果实、种子和根茎药用,常具散寒燥湿、消食止痛、暖胃止呕等功效。

## 一、山姜属主要化学成分

山姜属是姜科植物中一个较大的属,可供药用的种类较多,其化学成分有萜类、黄酮类、二苯庚烷类、糖苷类、苯丙素类和甾体类等。其中萜类、黄酮类、二苯庚烷类等为其主要的化学成分。

**1. 萜类**　山姜属植物挥发油主要为单萜和倍半萜为主[2, 3]。其中单萜类成分多采用 GC-MS 进行鉴定,倍半萜类成分多为 agarofuran 型、桉叶烷型、艾里莫酚烷型、愈创木烷型、开环创木烷型倍半萜为主。

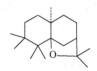 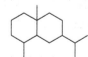 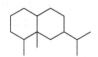 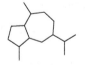 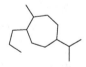

Agarofuran型　　桉叶烷型　　艾里莫酚烷型　　愈创木烷型　　开环愈创木烷型

**2. 黄酮类**　山姜属的黄酮类化合物多以苷元形式存在,少见黄酮苷类化合物。如乔松素、小豆蔻明、山姜素、4′,7 -二羟基-5-甲氧基二氢黄酮、高良姜素、高良姜素-3-甲醚、山柰酚-4′-甲醚、山柰酚、槲皮素、乔松素、二氢高良姜醇、儿茶精等。

**3. 二苯庚烷类** 二苯庚烷类化合物是山姜属特征性化学成分。其结构为1,7-二取代芳基并庚烷骨架结构的化合物的统称。该类化合物在山姜属植物中可分为五类：线性双苯庚烷类，环状双苯庚烷类，双苯庚烷二聚体，与查尔酮或黄酮类聚合的双苯庚烷类及特殊的双苯庚烷类。

## 二、山姜属的主要生理活性

山姜属药物性味辛温(热)，多具有散寒止痛、燥湿运脾、暖胃止呕等功效，临床上广泛用于脾胃寒证。主要包括保护胃黏膜、镇痛、抗癌、抗氧化和抗应激作用等。

## 第三节 益智的概况

益智为姜科植物益智(A. oxyphylla Miq.)的干燥成熟果实，别名益智子、智仁及摘芋子。益智性温味辛，入脾、肾经。具有暖肾固精缩尿，温脾止泻摄唾之功效。主产于海南省，在广东、福建、广西、云南等地亦有少量分布。目前海南野生及栽培益智的面积达10万余亩，主要分布于海南白沙县、琼中县及屯昌县等市县。临床上用于治疗肾虚遗尿，小便频数，遗精白浊，脾寒泄泻，腹中冷痛，口多唾涎等症[4]。

## 一、化合物类型

益智中的化合物类型主要有倍半萜类、单萜类、二萜类、甾醇类、二苯庚烷类、黄酮类、简单芳香族化合物及脂肪族化合物。其中倍半萜和二苯基庚烷类化合物为该植物的特征性化学成分类型，并显示了一定的生物活性。

**1. 倍半萜类** 倍半萜是益智仁中的主要化学成分之一，其骨架类型以艾里莫酚烷、桉烷及杜松烷型倍半萜或降倍半萜为主[5-7]。

**2. 单萜类** 益智中单萜类成分主要以挥发油形式存在，近年来国内科研工作者从益智中鉴定了多种单萜类化合物。如2009年Xu等[8]从益智仁中分离鉴定了(1R, 2R)-p-薄荷醇-3-烯-1,2-二醇和(2E, 4E)-6-羟基-2,6-二甲基-2,4-庚二烯醛[9]。林敬明等[10]用GC-MS技术分析鉴定了益智挥发油的组成，其中桉油精含量较高。罗秀珍等[11]从益智仁挥发油中分析鉴定了64个化合物，包括聚伞花烃香橙烯、芳樟醇、桃金娘烯醛等。陈新等[12]从益智仁挥发油样品中共鉴定了102个化合物。易美华等[13]运用GC-MS进行了比较了益智不同部位的单萜成分的差异。黄勤挽等[14]比较了益智仁盐炙前后的挥发油组成，发现两者共有的化合物为33种，炮制前后的单萜类成分存在明显差异。

**3. 二萜类** 日本学者Morikawa等[7]分离得到一个半日花烷型二萜(E)-半日花-8(17),12-二烯-15,16-二醛。

**4. 甾醇类** 益智仁中富含甾醇类化合物，主要有β-谷甾醇[5]、谷甾醇棕榈酸酯[15]、豆甾醇[15]、β-胡萝卜苷[5]和胡萝卜苷棕榈酸酯[16]。

**5. 二苯庚烷类** 益智仁中的二苯基庚烷类化合物有益智酮甲[17]、益智酮乙[18]、益智新醇、益智醇[5]、1-(3',5'-二羟基-4'-甲氧基苯基)-7-苯基-3-庚酮、1-(2',4'-二羟基-3'-甲氧基苯基)-7-(4'-甲氧基苯基)-3-庚酮[19]。

**6. 黄酮类** 益智仁中的黄酮类化学成分有杨芽黄素[5]、山姜黄酮醇[19]、白杨素[19]、山奈素[19]、山奈酚-7,4'-二甲基醚[20]以及乔松素[20]。

**7. 其他** 酚类及醚类化合物包括异香草醛[18]、原儿茶酸[21]、细辛醚[22]和脂肪酸[6]类化合物。

## 二、药 理 活 性

近年来关于益智仁的药理作用研究主要集中在提取物和化学成分的药理活性上,主要包括神经保护、提高学习记忆能力、抗氧化、抗衰老、抗肿瘤、抗炎、抗过敏及抗应激等方面。

**1. 神经保护活性** 益智仁的乙醇提取物能够显著降低谷氨酸诱导的小鼠皮质神经元细胞的凋亡,提高细胞生存能力,减轻DNA降解程度[23]。益智仁中的原儿茶酸能够显著降低$H_2O_2$诱导的PC12细胞损伤[24]。益智仁的乙醇提取物能够保护6-羟基多巴胺诱导的PC12细胞损伤,其作用机制可能与抑制NO的产生、降低iNOS的蛋白表达有关[25-26]。益智仁挥发油能够增加帕金森模型小鼠大脑内黑质神经元内尼氏小体的数目,提高酪氨酸羟化酶的表达水平[27]。益智仁水提物能够抑制Aβ诱导的神经细胞凋亡[28]。

**2. 对记忆能力的影响** 益智仁水提物能够抑制SD大鼠乙酰胆碱酯酶活性,改善东莨菪碱所致大鼠记忆获得障碍[29];益智仁水提物可提高大鼠超氧化物歧化酶活力,调节海马突触素、促细胞分裂原活化蛋白激酶和蛋白激酶C的表达,提高小鼠的学习记忆能力[30-32]。益智仁能够抑制海马组织内的炎性细胞因子(IL-6、TNFα)的产生,提高小鼠的记忆能力[33]。

**3. 抗氧化活性** 益智仁经提取挥发油后的渣、益智茎、叶的提取物对脂质有较强的抗氧化活性,抗氧化活性排序为叶>茎>渣[34]。益智乙醇提取物和益智渣具有较强的清除$H_2O_2$、羟自由基的作用[35]。

**4. 抗衰老活性** 益智酮及其类似物能显著降低细胞活性氧簇(ROS)水平,延缓$H_2O_2$诱导的细胞衰老[36]。益智仁水提液能够加快多刺裸腹蚤的生长,提高其生育能力,延长其平均寿命,呈现明显的抗衰老作用[37]。

**5. 抗肿瘤活性** 益智仁甲醇提取物能够改善佛波酯诱导的小鼠的皮肤肿瘤和耳水肿,能够显著抑制人早幼粒白细胞(HL-60)的生长,抑制DNA合成,呈现了一定的抗肿瘤活性[38]。益智酮甲和益智酮乙能够使永生化小鼠的成纤维细胞的激活蛋白(AP-1)失活[39]。益智仁正己烷和醋酸乙酯萃取部位能够减少斑马鱼胚胎的血管形成,阻断人脐静脉内皮细胞(HUVEC)的迁移及增殖,同时还能够抑制人肝癌细胞(HepG2)的增殖[40]。

**6. 抗炎和抗过敏活性** 益智仁丙酮提取物及乙酸乙酯部位能够抑制脂多糖(LPS)诱导的巨噬细胞炎症反应和抗原诱导的RBL-2H3细胞脱颗粒[6]。益智倍半萜类化合物显著抑制LPS诱导的巨噬细胞释放前列腺素[20]。益智仁水提物能够减少大鼠血浆组胺释放,并呈现剂量相关性[41]。

**7. 抗应激作用** 益智仁能够降低束缚应激大鼠海马CA1区和CA3区N-甲基-D-天冬氨酸(NMDA)受体亚基NR2B的表达,对慢性束缚应激大鼠神经元损伤有明显的保护作用[42]。益智仁能显著改善运动对肝脏细胞的损伤,延长游泳小鼠游泳时间[43]。益智仁可使处于应激状态下的机体体力增强,耗氧降低,耐高温环境,对机体重要器官具有保护作用[44]。

**8. 强心作用** 益智仁甲醇提取物能够拮抗家兔主动脉$Ca^{2+}$活性[45]。益智仁水提液能够抑制血管紧张素Ⅱ(AngⅡ)诱导的心肌细胞(H9c2)细胞凋亡[46]。

**9. 抑制平滑肌收缩** 益智仁氯仿提取物能够抑制高钾去极化后钙所致的大鼠离体子宫平滑肌收缩[47]。益智仁和盐益智仁的乙醇提取物能够剂量相关地拮抗乙酰胆碱引起的豚鼠膀胱逼尿肌兴奋[48]。益智仁的乙醇提取物能对抗番泻叶诱导的小鼠腹泻[49],并抑制正常小鼠的小肠推进和胃排空。

**10. 抑菌作用** 益智仁挥发油对大肠杆菌、金黄色葡萄球菌和绿脓杆菌均有明显的抑制作用[50],其最低抑菌浓度(MIC)值分别为0.295、1.18、1.18 mg/mL。

此外益智仁挥发油能够显著促进药物的经皮吸收而不产生刺激性或毒性[51]。益智仁的甲醇提取物[6, 52]能够杀灭黑腹果蝇的幼虫;并发现圆柚酮及益智酮甲显示了较强的杀虫活性,半数致死浓度($LC_{50}$)分别为11.5、3.3 μmol/mL。

## 参 考 文 献

[1] 吴德邻，陈升振. 中国姜科植物新资料[J]. 植物分类学报，1978，16(3)：25-46.
[2] 蔡明招，张倩芝. 超临界 $CO_2$ 萃取大高良姜精油的成分分析[J]. 中草药，2003，34(1)：17-18.
[3] 努尔阿尼也.热合曼，热娜.卡斯木，早然木.尼亚孜，等. 高良姜挥发油成分气相色谱-质谱分析[J].新疆医科大学学报，2008，31(4)：441-442.
[4] 中国科学院中国植物志编辑委员会. 中国植物志.第6卷(第2分册)[M]. 北京：科学出版社，1981：67.
[5] 罗秀珍，余竞光，徐丽珍，等. 中药益智化学成分的研究 [J]. 药学学报，2000，35(3)：204-207.
[6] Miyazawa M, Nakamura Y, Ishikawa Y. Insecticidalsesquiterpene from Alpinia oxyphylla against Drosophila melanogaster [J]. J Agric Food Chem, 2000, 48(8)：3639-3641.
[7] Morikawa T, Matsuda H, Toguchida I, et al. Absolute stereostructures of three new sesquiterpenes from the fruit of Alpinia oxyphylla with inhibitory effects on nitric oxide production and degranulation in RBL-2H3 cells [J]. J Nat Prod, 2002, 65(10)：1468-1474.
[8] Xu J J, Tan N H, Chen Y S, et al. Three unusual new sesquiterpenes from Alpinia oxyphylla [J]. Helv Chim Acta, 2009, 92：1621-1625.
[9] 徐俊驹，谭宁华，曾广智，等. 益智仁化学成分的研究 [J]. 中国中药杂志，2009，34(8)：990-993.
[10] 林敬明，贺巍，吴旻明，等. 益智挥发油成分的GC-MS分析 [J]. 中药材，2000，23(8)：448-453.
[11] 罗秀珍，余竞光，徐丽珍，等. 中药益智挥发油化学成分. 中国中药杂志，2001，26(4)：262-264.
[12] 陈新，刘晓静，吴娇，等. 益智果实挥发油化学成分及抑菌活性研究 [J]. 中国农学通报，2010，26(22)：366-371.
[13] 易美华，肖红，梁振益. 益智仁、叶、茎挥发油化学成分的对比研究 [J]. 中国热带医学，2004，4(3)：339-342.
[14] 黄勤挽，胡昌江，李兴迎，等. 益智仁盐炙前后挥发油成分对比研究 [J]. 中国药业，2008，17(5)：3-4.
[15] 邱磊，王治元，王志，等. 益智仁的化学成分 [J].植物资源与环境学报，2011，20(2)：94-96.
[16] 刘楠，于新宇，赵红，等. 益智仁化学成分研究[J]. 中草药，2009，40(1)：29-32.
[17] Itokawa H, Aiyama R, Ikuta A. A pungent diarylheptanoid from Alpinia oxyphylla [J]. Phytochemistry, 1981, 20(4)：769-771.
[18] Itokawa H, Aiyama R, Ikuta A. A pungent principle from Alpinia oxyphylla [J]. Phytochemistry, 1982, 21(1)：241-243.
[19] 王世云. 中药益智的质量研究 [D]. 贵阳：贵阳中医学院，2007.
[20] Qing Z J, Yong W, Hui L Y, et al. Two new natural products from the fruits of Alpinia oxyphylla with inhibitory effects on nitric oxide production in lipopolysaccharide-activated RAW264.7 macrophage cells [J]. Arch Pharm Res, 2012, 35(12)：2143-2146.
[21] An L J, Guan S, Shi G F, et al. Protocatechuic acid from Alpinia oxyphylla against MPP+-induced neurotoxicity in PC12 cells [J]. Food Chem Toxicol, 2006, 44(3)：436-443.
[22] 刘红. 益智的抗氧化作用及成分研究 [D]. 广州：华南理工大学，2006.
[23] Yu X Y, Wang Y Q, Zhao C H, et al. Neuroprotective effect of Alpinia oxyphylla extract against glutamateinduced apoptosis in cultured mouse cortical neurons [J]. Neurosci Res Comm, 2003, 33(2)：105-113.
[24] An L J, Guan S, Shi G F, et al. Protocatechuic acid fromAlpinia oxyphylla against MPP+-induced neurotoxicity in PC12 cells [J]. Food Chem Toxicol, 2006, 44：436-443.
[25] 廖婉莹，张在军，王美薇，等. 益智仁醇提物通过抑制iNOS-NO 保护6-OHDA 引起的PC12 细胞损伤 [J]. 中药药理与临床，2010，26(4)：31-35.
[26] Zhang Z J, Cheang L C, Wang M W, et al. Ethanolic extract of fructus Alpinia oxyphylla protects against 6-hydroxydopamine-induced damage of PC12 cells in vitro and dopaminergic neurons in zebrafish [J]. Cell Mol Neurobiol, 2012, 32(1)：27-40.
[27] 黄凌，朱毅，邝少轶. 益智仁挥发油抗帕金森模型小鼠黑质神经元凋亡的作用研究 [J]. 中国药房，2011，22(47)：4430-4433.
[28] Koo B S, Lee W C, Chang Y C, et al. Protective effects of Alpinae Oxyphyllae Fructus (Alpinia oxyphylla Miq) water-extracts on neurons from ischemic damage and neuronal cell toxicity [J]. Phytother Res, 2004, 18(2)：142-148.
[29] 嵇志红，于新宇，张晓利，等. 益智仁水提取物对东莨菪碱所致记忆获得障碍大鼠的干预效应 [J]. 中国临床康复，2005，9(28)：120-122.
[30] 嵇志红，张炜，张晓利，等. 益智仁水提取物对脑老化小鼠海马SOD 活力及蛋白含量的影响 [J]. 大连大学学报，2006，27(4)：73-75.
[31] 嵇志红，于新宇，王辉，等. 益智仁水提取物对D-半乳糖诱导脑老化小鼠学习记忆的影响 [J]. 东北师大学报：自然科学版，2007，39(2)：138-140.
[32] 杨洋，嵇志红，王辉，等. 益智仁对脑老化小鼠认知能力及相关信号蛋白表达的影响 [J]. 中华行为医学与脑科学杂志，2010，19(10)：870-872.
[33] 马娜，朱东海. 益智仁提取物对β淀粉样肽致小鼠学习记忆障碍的改善作用及机制分析 [J]. 中国医药导刊，2009，11(7)：

1175-1176.

[34] 易美华, 薛献明, 肖红, 等. 益智提取物对油脂抗氧化作用研究 [J]. 海南大学学报: 自然科学版, 2002, 20(1): 28-32.

[35] 刘红, 郭沉远, 韩长日, 等. 益智有效抗氧化成分的分离条件的研究 [J]. 广西植物, 2005, 25(5): 469-471.

[36] Bayati S, Yazdanparast R. Antioxidant and free radical scavenging potential of yakuchinone B derivatives in reduction of lipofuscin formation using H2O2-treated neuroblastoma cells [J]. Iran Biomed J, 2011, 15(4): 134-142.

[37] 李啸. 益智仁对多刺裸腹蚤的生物学效应———一种延缓衰老药物的筛选实验 [J]. 生物学杂志, 2005, 22(3): 39-40.

[38] Lee E, Park K K, Lee J M, et al. Suppression of mouse skin tumor promotion and induction of apoptosis in HL-60 cells by Alpinia oxyphylla Miquel (Zingiberaceae) [J]. Carcinogenesis, 1998, 19(8): 1377-1381.

[39] Chun K S, Sohn Y, Kim H S, et al. Anti-tumor promoting potential of naturally occurring diarylheptanoids structurally related to curcumin [J]. Mutat Res, 1999, 428(1/2): 49-57.

[40] He Z H, Ge W, Yue G G, et al. Anti-angiogenic effects of the fruit of Alpinia oxyphylla [J]. J Ethnopharmacol, 2010, 132(2): 443-449.

[41] Shin T Y, Won J H, Kim H M, et al. Effect of Alpinia oxyphylla fruit extract on compound 48/80-induced anaphylactic reactions [J]. Am J Chin Med, 2001, 29(2): 293-302.

[42] 孙莉, 陈英杰, 刘超, 等. 益智仁对束缚应激大鼠海马 CA3 区神经元损伤的影响 [J]. 大连大学学报, 2009(6): 87-89.

[43] 由文华, 何胜. 益智仁水提物对运动训练小鼠肝组织自由基代谢和超微结构的影响 [J]. 第四军医大学学报, 2007, 28(23): 2160-2162.

[44] 王鲁, 梁支明, 舒畅, 等. 益智仁提取液抗应激作用试验 [J]. 中国兽医杂志, 2009, 45(5): 49. 339-342.

[45] Xu J J, Tan N H, Zeng G Z, et al. Two new norsesquiterpenes from the fruits of Alpinia oxyphylla [J]. Chin J Nat Med, 2010, 8(1): 6-8.

[46] Chang Y M, Tsai C T, Wang C C, et al. Alpinate oxyphyllae fructus (Alpinia oxyphylla Miq) extracts inhibit angiotensin-II induced cardiac apoptosis in H9c2 cardiomyoblast cells [J]. Biosci Biotechnol Biochem, 2013, 77(2): 229-234.

[47] 蒋家华, 黄风和, 李月华. 益智仁氯仿抽提物对大鼠离体子宫肌收缩反应的影响 [J]. 广东医药学院学报, 1990, 6(1): 1-5.

[48] 黄勤挽, 胡昌江, 李兴华, 等. 益智仁盐炙对豚鼠膀胱逼尿肌活动影响的研究 [J]. 时珍国医国药, 2009, 20(12): 2932-2933.

[49] 李兴华, 胡昌江, 李文兵, 等. 益智仁止泻作用初步研究 [J]. 时珍国医国药, 2009, 20(10): 2498-2499.

[50] 罗琴, 李星, 谭睿, 等. 益智仁挥发油的水蒸气蒸馏法提取工艺优化及其体外抑菌活性的研究 [J]. 华西药学杂志, 2011, 26(2): 147-149.

[51] Fang J Y, Leu Y L, Hwang T L, et al. Development of sesquiterpenes from Alpinia oxyphylla as novel skin permeation enhancers [J]. Eur J Pharm Sci, 2003, 19(4): 253-262.

[52] Miyazawa M, Nakamura Y, Ishikawa Y. Insecticidal diarylheptanoid from Alpinia oxyphylla against larvae of Drosophila melanogaster [J]. Nat Prod Lett, 2001, 15(1): 75-79.

# 第二章 本草学考证*

## 第一节 益智资源考证

益智为姜科植物益智 A. oxyphylla Miq.的干燥成熟果实，别名益智子、智仁及摘芋子，为历版《中华人民共和国药典》所收载。具有暖肾固精缩尿，温脾止泻摄唾之功效。用于治疗肾虚遗尿，小便频数，遗精白浊，脾寒泄泻，腹中冷痛，口多唾涎等症[1]；主产于我国广东和海南省，在福建、广西、云南等地亦有栽培。

### （一）益智的学名考证[2]

20 世纪 60 年代以前，由于种种原因，益智存在品种混乱、基源不清的问题。Smith、Stuart、Hooper 及 Roi 等人曾采用学名 Amomum amarum P.Smith，此名是 Smith 根据药铺中所售的益智子而定，他并没有看到原植物，因而连属都放错了。

木村康一、刘米达夫、南京药学院药材教研组等曾采用 Zingiber nigrum Gsrth，根据 Schumann 的研究结果，此学名应为 Alpinia allughas Roxb.的异名（Synonym），而该植物仅产于印度及锡兰，我国不产。

叶橘泉采用的学名是 Elettaria cardamomum White et Maton，但此学名实际是指产于印度及锡兰的小豆蔻，我国不产。

伊博恩等在其《本草新注》一书中，曾将 Amomum arborum Lour 列为 Amomum amarum Smith 的异名，根据 Schumann 的研究结果，此学名应为闭鞘花[Costus speciosus（Koeng）Smith]的异名。

《中药志》的编者第一次采用 Alpinia sp.，将益智原植物作了比较正确的描述，并采取实事求是的态度只定出了本种的属名，而未能鉴定其种名。

Miq.、K.Schum.、吴德邻及 Yushiro Kimura.等采用益智的学名为 A. oxyphylla Miq.。

### （二）益智资源的历史

关于益智的资源，晋代嵇含的《南方草木状》[3]曰："出交趾合浦。建安八年，交州刺史张津尝以益智粽饷魏武帝"。唐《陈藏器本草》[4]曰："益智出交趾，今岭南州郡往往有之。……一枝有十子丛生，大如小枣，其中核黑而皮白，四破去核，取外皮蜜煮为粽食，味辛。晋卢循遗刘裕益智粽，即此也"。北宋时代苏颂的《本草图经》[5]记载"益智子，生昆仑国。今岭南州郡往往有之"。同时代的苏轼在《东坡杂记》中证实了益智宋代在海南的分布"海南产益智，花实皆作长穗而分三节，其实熟否，以侯岁之丰歉"。清代汪昂的《本草备要》[6]谓："益智，出岭南，形如枣核。用仁"。由历代本草记载分析，自晋代至清代益智主要在我国两广（包括海南）地区有分布，清代以后逐渐扩展至福建。

赵志礼等[7,8]通过野外调查表明：益智适于在温暖雨量充足的热带及亚热带地区生长，喜荫。在我国益智资源主要分布于广东、海南等省区，福建、云南等地也见栽培。

### （三）益智药材的加工与炮制

唐代以后始有药用益智加工炮制方法记述。主要为炒制，并常以盐为辅料进行。

---

*此章节内容曾发表于南京中医药大学博士学位论文《姜科药用植物益智 Alpinia oxyphylla Miq.资源化学研究》

《理伤续断方》[9]记载"去壳炒"。《普计本事方》[10]记载"炒"。《炮炙大法》[11]"去壳炒,临用研"。《本草蒙筌》[12]"去壳取仁,研碎入药,盐煎。"。清代《本草述钩元》[13]:"去壳,或炒或煨,临用研。"。《洪氏集验方》[14]记载"去皮切"。

《济阴》[15]"炒黑为末,盐米饮调下"。《药鉴》[16]"盐煎"。《炮炙全书》[17]"去壳,盐水炒研用。"。《药性切用》[18]"盐水炒用"。《本经逢原》[19]"去壳,盐水炒用"。《本草通玄》[20]"去壳盐水炒"。

《景岳全书》[21]"酒炒"。《奇效验方》记载"青盐酒煮"。《明医杂录》记载为"蜜炙"。《普济方》[14]记载为"米泔制、姜汁炒"。

《中华人民共和国药典(2010年)》记载:益智可除去杂质及外壳,用时捣碎入药;也可用盐水炙炒干,用时捣碎入药。

## 第二节 益智应用历史沿革

(一) 益智药性记载

始自晋代,《南方草木状》曰"益智二月花,连着实,五、六月熟。其子如笔头而两头尖,长七八分,杂五味中,饮酒芬芳,亦可盐曝及作粽食"。《广州记》[22]记载"叶如襄荷,茎如竹箭。子从心出,一枝有十子,子肉白滑,四破去之,取外皮蜜煮为粽子,味辛"。《陈藏器本草》[4]曰"益智出交趾,今岭南州郡往往有之。……一枝有十子丛生,大如小枣,其中核黑而皮白,四破去核,取外皮蜜煮为粽食,味辛"。

宋元时期的《本草图经》[5]对益智记载道"叶似襄荷,长丈余。其根旁生小枝,高七、八寸,无叶,花萼作穗,生其上,如枣许大。皮白,中仁黑,仁细者佳,含之摄涎唾。采无时。卢循为广州刺史,遗刘裕益智粽,裕答以续命汤,是此也"。卢多逊《开宝本草》[23]中:"益智子,味辛,温,无毒。主遗精虚漏,小便余沥,益气安神,补不足,安三焦,调诸气"。《证类本草》[21]强调了益智与盐同用有助于其暖肾作用的发挥:"味辛,温,无毒。主遗精虚漏,小便余沥,益气安神,补不足,安三焦,调诸气。夜多小便者,取二十四枚碎,入盐同煎服,有奇验"。金代的张元素在《医学启源》[24]强调益智的辛为"大辛",并提出益智为"补药",可补脾胃。记载益智"气热,味大辛;治脾胃中寒邪,和中益气,治人多唾;当于补中药内兼用之,不可多服。去皮捣用"《汤液本草》[25]曰:"气热,味大辛。辛温。无毒。主君相二火。手足太阴经,足少阴经,本是脾经药。在集香丸,则入肺;在四君子汤,则入脾;在大凤髓丹,则入肾。脾、肺、肾,互有子母相关"。

今人认为益智:味辛,性温。归脾、肾经。具有暖肾固精缩尿,温脾止泻摄唾之功效。主要用于治疗肾虚遗尿,小便频数,遗精白浊,脾寒泄泻,腹中冷痛,口多唾涎等症。

(二) 益智临床应用特点

纵观益智中医药临床应用的历史长河,明清时代临床上用益智配伍的方剂数达最高峰为359个、其次为宋元以前为268个、现当代为70个。有关益智性味归经理论通过在广泛的临床实践中加以应用,并不断地概括总结,凝练出了有关益智的应用特点。

**1. 用于治小便频数、淋沥** 《神农本草经疏》[26]曰:"同五味子、山茱萸、炒盐和人参,治小便频数淋沥"。《本草易读》[27]记载"小便数,同乌梅末,酒煎山药,丸服"。《药鉴》[16]中"夜多小便者,取二十四枚碎之,入盐煎汤,服有神效。兼以女真实、川草薢更妙,乃补不足之剂也。"。《本草备要》[6]记载有"缩小便,同乌药等分,酒煮山药糊丸,盐汤下,名缩泉丸",该方在《魏氏家藏方》中亦有记载,为固真丹的异名。缩泉丸方剂一直沿用至今,目前已开发成现代中药用于临床。张华本等[28]用缩泉丸治疗儿童遗尿症60例，总有效率93.3%。此外，还有以桑螵蛸为君药，益智果实为臣药，加以党参、黄芪组方治疗遗尿[29]。

**2. 用于治赤白浊、崩漏**　《本草易读》[27]记载"赤白浊，同茯苓末服；崩中，为末，米汤下；漏胎下血，同砂仁末服"。《得配本草》[30]用益智配厚朴、姜、枣，治白浊腹满；得茯神、远志、甘草，治赤浊。《魏氏家藏方》[31]中"固真丹"以天台乌药、益智子、山药及茴香组方，治肾气虚寒、小腹滑数及白浊等症。现代中医药学者充分借鉴古代医家对益智功效应用的临床经验，成药"雷氏萆薢分清丸"来源于《丹溪心法》中的"萆薢分清饮"，现常用于治疗泌尿系统疾病，如尿路感染、前列腺炎等病，在临床上取得了较好的疗效。颜明根[32]利用萆薢分清丸治疗复发性尿路感染，总有效率达80.4%。周智恒[33]用"萆薢分清丸"治疗慢性前列腺炎80例，显效率43.75%，总有效率76.25%。临床上有在"萆薢分清丸"配方基础上用于治疗"五淋"的配伍实践，如以萆薢与益智、乌药和石菖蒲同用治小便混浊、白如米泔[34]。

**3. 用于摄涎唾、治逆气上壅、呕吐**　《神农本草经疏》[26]记载对于益智"皆以其香可入脾开郁，辛能散结，复能润下，于开通结滞之中，复有收敛之义故也。佐人参、茯苓、半夏、橘皮和车前子，则摄涎秽立效；同藿香、苏子、橘皮、枇杷叶和木瓜，止逆气上壅。同人参、干姜、橘皮和藿香，治因寒犯胃作呕吐"。《本草经解》[35]曰"同山药，补脾胃"。

**4. 用于治疗疝痛**　《圣济总录》[36]中的"益智果实煮散方"用于治脾藏冷气。肠鸣相逐。饮食无味。补虚。方中药味为："益智、乌药、干姜、白术"等。《济生方》[37]中用方剂益智果实汤(益智、干姜、茴香、乌头等)治疝痛连小腹抽搐叫呼不已，诊其脉忱紧是肾经有积冷所致。《仁斋直指方论》[38]中温胃汤用以治服寒药多致脾胃虚寒、胃脘痛，方中药味为"益智、砂仁、甘草、姜黄等"。《兰室秘藏》[39]中方剂"中满分消汤"用益智果实配以川乌、泽泻等近二十味药治疗中满寒胀，寒疝，大小便不通，阴躁，足不收，四肢厥逆，食入反出，下虚中满，腹中寒，心下痞，下焦躁寒沉厥，奔豚不收。《丹溪心法》[40]中还用"苍术、香附、黄柏及益智等"配伍治疗疝气作痛，此方中益智为臣药。

**5. 用于治疗其他病症**　《本草易读》[27]记载益智"益气安神，补脾和胃。理小便之频数，调遗精之虚滑。梦泄赤浊之疾，吐血崩中之疴。腹胀忽泻，诸药不效，此气脱也，水煎服一两立已。香口，同甘草末舐之"。《药鉴》[16]曰"惟其辛也，能调诸气，能散诸郁，能止诸疼，君乌药木香甚捷，又为辛散之剂也"。《石室秘录》[41]中使用方剂"止嗽神丹"即用益智配以"人参、白芍、酸枣仁"等主治久嗽。此外，益智亦可安神，如《本草通玄》[20]认为"益智果实，辛温，能达心与脾胃，安养心神"。《本草经解》[35]曰"益智，辛益肺。肺主气，所以益气。气足则神安，故又安神。味辛润肺，所以调诸气"。

在临床实践中，益智"暖肾"作用相对于"温脾"作用应用更为广泛，方剂应用中益智很少作为君臣药，而往往作为佐使药入药，这是其"温"性和"暖"性所决定的。

**（三）益智的应用禁忌**

本草记载益智药性大多为：味辛，性温，无毒。同时也提示其不可多用配伍禁忌相关内容。《神农本草经疏》记载"当于补药中兼用，不宜多服"。《本草品汇精要》[42]曰："禁多服"。《神农本草经疏》[26]中论述道"然其气芳香，性本温热，证属燥热，病人有火者，皆当忌之。故凡呕吐由于热，而不因于寒；气逆由于怒，而不由于虚；小便余沥由于水涸精亏内热，而不由于肾气虚寒；泄泻由于湿火暴注，而不由于气虚肠滑，法并忌之。"。《本经逢原》[19]曰："益智功专补火，如血燥有火，湿热暴注及因热而遗浊，色黄干结者，不可误用也。"《本草蒙筌》[12]曰"遗尿因热者勿用。"。《本草述钩元》[13]记载"内热泄泻由于湿火暴注者。切忌。"。《药性切用》[18]亦有同样认识"泄泻、遗浊有热者均忌。"

## 参 考 文 献

[1] 国家药典委员会.中国药典.一部[S].2010：273.
[2] 吴德邻.中药益智子原植物研究[J].药学学报，1964，11(5)：313-317.
[3] 嵇含撰.南方草木状[M].上海：商务印书出版社，1955：7.
[4] 赵存义，赵春塘.本草名考[M].北京：中医古籍出版社，2000：493.
[5] 苏颂.本草图经[M].合肥：安徽科学技术出版社，1994：423.
[6] 汪昂.本草备要[M].北京：中国中医药出版社，2009：126.
[7] 赵志礼.董辉.秦民坚，等.国产山姜属药用植物资源[J].中草药，1998，29(9)：623.
[8] 中国科学院《中国植物志》编辑委员会.中国植物志：第16卷[M].北京：科学出版社，2004：100.
[9] 蔺道人.理伤续断方点校[M].韦以宗，点校.南宁：广西民族出版社，1989：47.
[10] 许叔微.普济本事方[M].上海：上海科学技术出版社，1959：28.
[11] 张国国.黄开颜，编著.缪希雍.炮炙大法释义[M].太原：山西科学技术出版社，2009：164.
[12] 陈嘉谟.本草蒙筌[M].北京：中医古籍出版社，2009：90.
[13] 杨时泰.本草述钩元.[M].北京：科技卫生出版社，1958：176.
[14] 龚千锋.中药炮制学[M].北京：中国中医药出版社，2007：204.
[15] 武之望.济阴纲目[M].杨丽芸，点校.北京：人民军医出版社，2009：84.
[16] 杜文燮.药鉴[M].北京：中国中医药出版社，1993：52.
[17] 稻宣义.炮炙全书[M].北京：中医古籍出版社，1981：49.
[18] 徐大椿.药性切用[M].清光绪二十九年癸卯(一九〇三)卷之三上五下上海赵翰香居排印医略六书本：
[19] 张璐.本经逢原[M].北京：中国中医药出版社，1996：63.
[20] 包来发.李中梓医学全书.本草通玄[M].北京：中国中医药出版社，1999：508.
[21] 张景岳.景岳全书[M].北京：科学技术文献出版社，1996：837.
[22] 唐慎微.证类本草[M].北京：华夏出版社，1993：419.
[23] 卢多逊，李昉，翟煦.开宝本草[M].尚志钧辑校.合肥：安徽科学技术出版社，1998：302.
[24] 张元素..医学启源[M].任应秋点校.北京：人民卫生出版社，1978：182.
[25] 王好古.汤液本草[M].北京：中医古籍出版社，1996：133.
[26] 缪希雍.神农本草经疏[M].北京：中医古籍出版社，2002：217.
[27] 汪庵.本草易读[M].北京：人民卫生出版社，1987：161.
[28] 吴勤辉，庄洪涛.缩泉丸治疗儿童遗尿症60例[J].陕西中医，2007，28(11)：1521.
[29] 邢锡波.邢汝雯，杨绍桢，李妙雁整理.中医临床传薪集-邢锡波学术经验集粹[M].中医古籍出版社，2004：671.
[30] 严洁.施雯.洪炜.得配本草[M].北京：中国中医药出版社，1997：67.
[31] 魏岘.魏氏家藏方[M].北京：中医古籍出版社，1987：263.
[32] 颜明根，马小兵.萆薢分清丸治疗复发性尿路感染的疗效观察[J].海军医学杂志，2010，31(3)：228.
[33] 周智恒，陈磊，郁超.萆薢分清丸治疗慢性前列腺炎110例临床效果观察[J].中成药，2007，29(7)：附25.
[34] 余瀛鳌，高益民，陶广正.现代名中医类案选[M].北京：人民卫生出版社，2008：279.
[35] 叶桂.本草经解[M].上海：上海科学技术出版社，1957：29.
[36] 赵佶.圣济总录：上册[M].北京：人民卫生出版社，1962：866.
[37] 严用和.济生方：上册[M].影印本.北京：人民卫生出版社，1956：94.
[38] 杨士瀛.仁斋直指方论(附补遗)[M].盛维忠，王致谱，傅芳，校注.福州：福建科学出版社，1987：197.
[39] 李杲.兰室秘藏[M].北京：中医古籍出版社，2000：29.
[40] 朱丹溪.丹溪心法[M].田思胜，校注.北京：中国中医药出版社，2008：134.
[41] 陈士铎.石室秘录[M].北京：人民军医出版社，2009：186.
[42] 刘文泰.本草品汇精要[M].北京：华夏出版社，2004：114.

# 第三章　益智生物学研究

## 第一节　益智生物学特性

### 一、益智的植物形态学

益智（A. oxyphylla Miq.），别名：益智仁、益智子。姜科，山姜属多年生草本植物。益智植物株高 1~3 m；地下茎丛生，地上茎直立，根茎短。叶无柄或具短柄，叶 2 列互生，长 20~30 cm，宽 36 cm，披针形或狭披针形，光滑，两面无毛，顶端尾尖，基部阔楔形，叶缘平直，具脱落性小刚毛，有细齿状残痕。叶片气孔数下表皮比上表皮高 7.43 倍。叶鞘抱茎，叶舌膜质，二裂，长 1~2 cm，少数达 3 cm，被淡棕色柔毛。

益智花为总状花序顶生，为两性花，约有 40~98 朵花，通常在 70 朵以上，花蕾时整个花序包藏于一帽状总苞片中，开花时总苞脱落。花瓣 3 片，白色，长圆形，长约 1.8 cm，后方的 1 枚稍大。小花梗长约 1~2 mm，两侧对称，花萼 3，花瓣 3 枚合生成管状，花冠管长约 0.8~1.0 cm，花萼筒状长约 1.2 cm，可育雄蕊 1 枚，花丝具槽，长约 1.2 cm（不含花冠筒部分），花药长约 0.7~0.9 cm，2 室，子房下位，卵圆形，3 室；雌蕊 1 枚，花柱丝状，长约 3 cm（含花冠筒部分），通常经发育雄蕊花丝的槽中由花药室之间穿出，柱头漏斗状。侧生附属体 2 枚，位于雄蕊花丝基部两侧。唇瓣倒卵形，大小约 (2.5~2.8) cm×(0.9~1.2) cm，粉白色具紫红色脉纹，先端边缘皱波状；益智还存在大量的异常花，这些花在大小、可育雄蕊的数目及位置、唇瓣的数目及位置、侧生附属体的数目和位置等方面与正常花有很大的区别。

果实为蒴果，椭圆形或纺锤形，两端略尖，长 1.2~2 cm，直径 1~1.3 cm；表面棕色或灰棕色，有纵向凹凸不平的突起棱线 13~20 条。果实薄而较韧，与种子团紧贴。种子团被隔膜分为 3 瓣，每瓣有种子 6~11 粒。种子呈不规则的扁圆形，略有钝棱，直径约 3 mm，表面灰褐色或灰黄色，外被淡棕色膜质的假种皮。

益智花期在 3~5 月，果期在 5~6 月，为热带雨林半阴性草本药用植物，需要一定荫蔽，荫蔽度 40%~50% 为宜。益智喜温暖潮湿的气候，要求年平均温度 23~25℃，年降雨量 1500~2500 mm。空气相对湿度 80% 以上，土壤含水量 25%~30% 最适宜生长。

### 二、益智性状与显微鉴定

（一）益智仁性状鉴定[1, 2]

益智通过对性状进行鉴定的依据为干燥果实呈纺锤形或椭圆形，长 1.5~2 cm，直径 1~1.2 cm。外皮红棕色至灰棕色，有纵向断续状的隆起线 13~18 条。皮薄而稍韧，与种子紧贴。种子集结成团，分 3 瓣，中有薄膜相隔，每瓣有种子 6~11 粒。种子呈不规则扁圆形，略有钝棱，直径约 3 mm，厚约 1.5 mm，表面灰褐色或灰黄色；种脐位于腹面的中央，微凹陷，自种脐至背面的合点处，有一条沟状种脊；破开后里面为白色，粉性。臭特殊，味辛微苦。

## (二)益智仁显微鉴定[3, 4]

益智种子横切面：假种皮薄壁细胞有时残存。种皮表皮细胞类圆形、类方形或长方形，略径向延长，壁较厚；下皮为1列薄壁细胞，含黄棕色物；油细胞1列，类方形或长方形，含黄色油滴；色素层为数列黄棕色细胞，其间散有较大的类圆形油细胞1~3列，含黄色油滴；内种皮为1列栅状厚壁细胞，黄棕色或红棕色，内壁与侧壁极厚，胞腔小，内含硅质块。外胚乳细胞充满细小淀粉粒集结成的淀粉团。内胚乳细胞含糊粉粒及脂肪油滴，粉末黄棕色。种皮表皮细胞表面观呈长条形，直径约至29 μm，壁稍厚，常与下皮细胞上下层垂直排列。色素层细胞皱缩，界限不清楚，含红棕色或深棕色物，常碎裂成不规则色素块。油细胞类方形、长方形，或散列于色素层细胞间。内种皮厚壁细胞黄棕色或棕色，表面观多角形，壁厚，非木化，胞腔内含硅质块；断面观细胞1列，栅状，内壁及侧壁极厚，胞腔偏外侧，内含硅质块。

# 三、益智的传粉生物学研究

高等植物的繁育系统比高等动物复杂，有以自花授粉为主的，自交异交混合型的，完全异交的，更有行营养繁殖和无融合生殖的[5]。具体到姜科植物传粉模式主要有异花传粉、自花传粉、异花与自花传粉并存三种情况，生殖系统同样具有自交、异交、自交与异交并存的特点。其中山姜属植物传粉模式主要为异花传粉，繁育系统相应主要为异交特点，主要原因是山姜属植物具有花柱卷曲现象。这种靠花柱卷曲来实现异交策略已在姜科24个物种中得到了证实[6]。王英强等[7]对益智的传粉生物学进行了详细的研究，表明益智与其他山姜属植物一样，具有花柱卷曲特点来完成异花授粉的机制。下面将王英强等[7]研究益智花柱卷曲现象、花粉特点、花蜜含量、花部特征及对访花昆虫的行为影响等进行详细介绍。

## (一)益智花柱卷曲现象[6, 7]

益智属于山姜属植物，因此同样具有花柱卷曲现象，存在2种表现型：下垂型和上举型。益智花柱运动节律也与已报道的山姜属植物相一致。但王英强等观察发现，当气温较低时（日最高气温<18℃），益智花柱运动会出现一些异常情况，具体表述如下：遭遇低温第1 d上午所有植株未见有开花现象；下午16:30至17:30,无论是上举型或下举型的即将开之花蕾唇瓣均裂开约(0.3~0.6)cm×(0.5~1)cm的小口，但唇瓣和花瓣卷合未展开，花药紧贴唇瓣，柱头稍卷向上或与花药平，花药已开裂或未开裂；第2 d早上6:00,无论是上举型或下垂型个体的花均完全开放，唇瓣完全展开，冠径约1 cm×1.2 cm，柱头均卷向上，高于花药约0.1~0.2 cm，花药距唇瓣约0.5~0.9 cm，花药均已开裂，散发出大量的花粉。直至下午约16:30至18:30,柱头与花药、花药与唇瓣之间的位置均无变化；直至第3d早上6:30至11:00,无论是上举型或下垂型花的色泽均变暗淡，柱头均陆续地慢慢向下垂运动至与花药齐高或稍低于花药；至中午约12:40开始，无论是上举型或下垂型花的花药(花丝)均开始下降，至下午约14:40以后花药已贴近唇瓣(两者距离约0.2~0.3 cm)，柱头稍低于花药或与花药平，唇瓣开始卷合。下午16:30至18:30,花药完全贴着唇瓣，唇瓣完全卷合，花已凋谢。当气温回升(日最高气温>20℃)，上举型个体和下垂型个体花的花柱运动恢复正常。

王英强等[7]观察结果表明益智花柱运动的情况会因低温受到显著影响，出现了异常情况，这种异常现象可能是一种自我保护机制——滞后自动自交。当天气处于低温时，传粉昆虫活动减少，则无法通过昆虫来传粉。为了让自身能够完成生殖过程，就会通过花柱的下垂，柱头下卷向花药以实现自交，达到生殖保障。王英强等的观察看，益智无论是上举型或下垂型的花在凋谢时，其柱头均向下弯，搭在唇瓣上，有可能接受落在唇瓣上的自身花粉，但下垂型花的柱头卷曲更深，花凋谢后第 2 d 时可以卷曲到花药上接触花粉；而上举型花的柱头卷曲的程度较小，不能卷曲到自身的花药上，而且花凋谢后 1～2 d 内益智花保持一定的花粉活性和柱头可受性。从理论上讲，益智花无论是上举型或下垂型的花都应有滞后主动自交的机制保证有性生殖成功可能，尤其是下垂型。王英强等通过对益智花完全套袋的实验结果表明：无论是上举型或下垂型益智的结实率均为 0，没有存在滞后自动自交现象。相反的是，李庆军等通过对长柄山姜、红豆蔻的完全套袋实验结果表明这两种山姜属植物具有不同程度的结实率，说明这两种山姜属植物具有花柱卷曲性促进远交的同时，表现出不同程度的滞后自动自交的现象。具有滞后自交特性的种类可归为混合交配系统。因此，益智的交配系统应是以异交为主，兼具滞后自交机制的混合交配系统。

### (二) 花粉活性、花粉量、胚珠数及花粉/胚珠比率[7]

姜科植物的花粉通常是在 2 d 左右可保持较高的活性。王英强等研究了益智单花花期第 1 d 花粉活性比较稳定，上举型花的花粉活性保持在 98.5%以上，下垂型花的花粉活性保持在 99.7%以上；至第 2 d 下午 17：00 以前，其花粉活性上举型花和下垂型花分别保持在 76.8%和 77.5%以上；第 3 d 早上，花粉活性急剧下降，上举型花和下垂型花分别在 1.5 %和 18.7 %以下。

益智上举型和下垂型的花粉量，花粉/胚珠比值(P/O 值)都存在显著的差异。P/O 值是两性花植物中表示性比的有效方法，能够一定程度上反映繁育系统的基本类型。益智的上举型单花花粉量要比下垂型单花花粉量较多，两者的胚珠数却相差无几，由此导致上举型 P/O 值比下垂型的要高，在其他山姜属植物中亦发现相似的现象。益智的单花花粉量、胚珠数及花粉/胚珠比率(P/O)具体数据如表 3-1 所示。

表 3-1　益智的单花花粉量、胚珠数及花粉/胚珠比率(P/O)[7]

| 类型 | 花粉数/花 | 胚珠数/花 | 花粉数/胚珠比率 |
| --- | --- | --- | --- |
| 上举型 | 8890±2402.69 | 25.8±1.99 | 345.67±90.64 |
| 下垂型 | 6380±779.49 | 26.3±3.87 | 246.79±41.87 |
| $N$ | 10 | 10 | 10 |
| $t$-检验 | 3.1423 | 0.3633 | 3.1318 |
| $P$ | <0.005 | 0.36 | <0.005 |

### (三) 花蜜分泌及含糖量情况[7]

益智开花第 1 d 的套袋内的花蜜分泌量随着开花时间的延长而不断增加，到午间时段达到高峰，随后会有所回落。产生此现象可能是花蜜被花反吸或流出到唇瓣，导致花冠管中的花蜜量有所减少的缘故。当天内益智花蜜中的含糖量基本维持在 30.12%～32.83%(31.13%±0.99%)之间，相对变化较小，其中氨基酸保持在(0.031±0) mg/mL，含量几乎不变。不套袋益智的花蜜分泌量要比套袋的低，其花蜜分泌量变化曲线与套袋的情况相似。这中变化与访花昆虫的活动节律有关，在访花昆虫的活动高峰期内，花蜜消耗量最大；而在昆虫访花低谷峰期，花蜜的消耗量最小。这样的结果证实了花蜜是益智为传粉昆虫访花提供的主要报酬。

### (四) 访花昆虫类型及其行为[7]

王英强等[7]详细的观察到益智的访花昆虫主要有：蜜蜂、木蜂 1 号(*Xylocopa sp.*1)、食蚜蝇(*Syrphidae sp.*)、黄蜂(*Vespidae sp.*)、木蜂 2 号(*Xylocopa sp.*2)、咖啡透翅天蛾(*Cephonodes hylas*)、蝶类(*Butterfly*)、蝇类(*Muscidaesp.*)、黑蚂蚁(*Formicidae sp.*)、麻皮蝽(*Erthesina fullo*)等，但稳定的和访花频率较高的传粉者只有蜜蜂和木蜂 1 号，其他访花者少见或偶见。蜜蜂、木蜂访花时，均从唇瓣正前方踏足。蜜蜂访花的目的主要是吸蜜,极少数是采花粉。蜜蜂访花时一般在单花上停留1~2 s,往往连续访问同一花序上的数朵盛开之花,1次访问4~16个花序。木蜂访花目的是吸蜜,也未见有采花粉现象。木蜂访花时一般在单花上停留1~2 s,往往只访问同一花序上的1~2朵盛开之花,1次访问5~19个花序。黄蜂偶尔访花,且目的不明确。食蚜蝇访花目的不明确,有时吸花瓣上的液汁,偶尔吸蜜,但因其体形小,授粉可能性不大。蝶类、咖啡透翅天蛾偶尔访花,访花目的是吸花蜜,吸花蜜时一般不落在唇瓣上,身体悬空在唇瓣前方通过其细长的喙吸蜜,接触花粉的可能性不大,因而传粉的机会不大。黑蚂蚁、麻皮蝽和蝇类访花时位置不定,目的不明确,有时吸花瓣上的液汁,黑蚂蚁有时吸蜜,但体形小,接触不到花药和柱头,因此它们没有传粉作用。

王英强等[7]检测访花昆虫传粉效率的数据结果见表3-2,检测了益智花第一次受昆虫访花后柱头的花粉数,并模拟昆虫访花授粉试验检测其结实率。从数据来看,木蜂比蜜蜂有较高的传粉效率,木蜂1次访花平均能带给柱头约46.8粒花粉,而蜜蜂约为4.8粒花粉。无论木蜂或蜜蜂,其1次访花后都有较高的结实率为68.89%以上。蜜蜂和木蜂6次访花后,其结实率分别高达88%和100%。因此,蜜蜂和木蜂具有较高的传粉效率,也是益智最主要的传粉者。

**表3-2 两种主要传粉者的传粉效率比较**(平均值±标准偏差)[7]

| 传粉者 | 首次访花后柱头上的花粉数 | 模拟传粉昆虫访花授粉后的结实率 | | | |
|---|---|---|---|---|---|
| | | 1次 | 3次 | 6次 | 平均 |
| 蜜蜂 | 4.8±6.96($n$=55) | 72.67±30.04($n$=22) | 68.33±41($n$=16) | 88±17.89($n$=26) | 76.33±10.33 |
| 木蜂 | 46.8±59.36($n$=21) | 68.89±10.18($n$=13) | 75±25($n$=10) | 100±0($n$=12) | 81.30±16.48 |

### (五)花部特征对传粉昆虫的招引作用[7]

王英强等[7]通过实验表明益智花的唇瓣对蜜蜂或木蜂都有显著的招引作用,而柱头的招引作用则不明显。若去除花各部只留柱头的处理蜜蜂和木蜂的访花频率显著降低,表明各构件作为一整体对传粉昆虫有很显著的招引作用。另外,观察结果还表明,益智花粉(花药)对传粉昆虫蜜蜂和木蜂都没有招引作用;花蜜对蜜蜂有较显著招引作用,而对木蜂的招引作用不显著。益智每花序中的开花数目对蜜蜂和木蜂的访花频率有一定的影响,随着花序开花数目的增加,蜜蜂、木蜂的访花频率都有一定的增长。这表明益智每花序开花数目的增加对主要传粉昆虫蜜蜂和木蜂的访花有显著的招引作用。

### (六)益智花授粉结实率的情况[7]

益智在自然传粉状态的情况下上举型和下垂型都具有较高的自然结实率,分别为57.73%和73.14%,人工自花授粉和异花授粉均能结实,表明益智不存在自交或异交不亲和的现象(表3-3)。下垂型个体自交和异交均具有非常高的结实率,分别为98%和95.14%,差异不显著($t$=1.1090,$P$=0.135);而上举型个体自交和异交的结实率差异显著,分别为47.34%和86.33%($t$=3.1129,$P$<0.005)。上举型个体和下垂型个体的异交结实率差异不显著($t$=1.6621,$P$=0.05),但自交结实率差异却很显著($t$=4.3390,$P$<0.005)。这些表明上举型个体可能有趋向异交的倾向。未开之花去雄、去柱头套袋和未开之花套袋处理,上举型和下垂型的结实率均为0,这表明益智中不存在自动自花授粉现象和无融合生殖现象。

表 3-3　不同授粉处理的结实率比较(平均值±标准偏差)[7]

| 类型 | 处理方式 | | | | | |
|---|---|---|---|---|---|---|
| | 自然对照 | 去雌套袋 | 去雄套袋 | 不授粉套袋 | 异型异花授粉 | 自花授粉 |
| 下弯型 | 73.14±13.95 (555/10) | 0(100/15) | 0(99/15) | 0(530/10) | 95.14±6.82(52/10) | 98±4.47(54/10) |
| 上举型 | 57.73±22.11 (438/10) | 0(100/10) | 0(100/10) | 0(509/10) | 86.33±15.02(46/10) | 47.34±36.65(49/10) |

## 四、益智的生殖生物学研究

益智可以通过有性和无性两种方式进行繁殖，即采用种子繁殖和分株繁殖2种方法。益智的繁殖育苗目前主要种子繁殖简单方便，繁殖系数高，但会产生变异，易造成产量不稳，且投产迟，约需5年才能投产。分株繁殖虽然繁殖系数低，但属于无性繁殖，能保持其母株的高产性状，且分株繁殖育苗成活率高，出苗快，种植后3年便可投产。传统的分株繁殖是采用4～5株1丛直接上山栽种，曾武采用的分株方法是在苗圃采用单植株繁殖成1丛苗，从而提高繁殖系数4～6倍，出苗率大增，且造林成活率高。目前，分株繁殖育苗仍然是益智丰产栽培的主要方式，是提高益智经济效益的有力保证。另外，朱丽文等[8]采用愈伤组织诱导法也可以成功获得无性繁殖，为离体快繁在短时间内获得大量基因型一致的优质种苗奠定了基础，为益智大规模规范化种植提供了前提。

### (一) 种子繁殖

随采随催芽后播种于2月上旬至3月上旬，待催芽后大量发芽时，即行播种，播后10 d即可出苗。在整好的苗床上按行距15 cm开小沟，沟宽约5 cm，沟深不宜超过2 cm，每隔5 cm播种子1粒，播后覆土，盖草淋水。约15 d即可出苗。育1亩苗可供栽10亩地。定植时密度按株行距1.5 m×(1.5～2)m。种植时期一般在雨季、阴雨天进行。选健壮植株，整丛挖起，剪去部分叶片，留短秆和根状茎进行定植，少于3个芽的每穴植2丛。定植时不宜过深，轻压后再覆土与穴面平。淋定根水，以保成活。一般每亩植200～220丛。

### (二) 分株繁殖[9]

育苗时间一般来说一年四季均可进行，但是为了不影响益智采种母株的开花结果，并能够很好辨别高产母株，通常会选择在6月份益智成熟采摘前进行采集植株育苗。母株选取1～2年生，茎粗壮、无病虫害、叶浓绿的未开花结果分蘖株作种(或用野生植株移植)。为了保证益智能获得高产，选果穗长，果粒大且饱满，果粒排列紧密，植株高度中等的高产品种作为分株繁殖育苗的母株。采挖种苗时应把地下茎带分芽从母株分离出来，勿伤根状茎，适当修剪叶片和过长的老根，新芽整个留着。每穴栽4～5株，种植深度略高于原来生长的痕迹，覆土不宜过深，以免影响分蘖，种后压实穴土。

### (三) 愈伤组织培养[8]

愈伤组织材料选用益智母株中切下新抽出的笋芽，经清洗和无菌消毒处理后接种于培养基进行组织培养。再将膨大、愈伤化的外植体转接于培养基上进行愈伤组织的增殖培养。将愈伤组织转接于培养基上进行不定芽分化培养，15 d后愈伤组织逐渐转绿，30 d后形成许多绿色小芽，分化的小芽多而均匀，形成芽丛。将芽丛分切成小芽丛，在培养基上进行继代培养，30 d后每个不定芽基部分化出2～3个小芽。每30 d继代1次，2～3代后，不定芽增殖系数可达4～6。将丛生不定芽分切为单芽，接种于培养基上，1周后抽出不定根，4周后苗高4 cm以上，生根率100%。

在50%荫蔽度的大棚内炼苗1周后,将小苗取出试管,用清水洗净附着在根系上的培养基,再用0.2%多菌灵浸泡20 min后,栽植在装满营养土(表土∶河沙∶椰糠=2∶2∶1)的营养杯中,浇透定根水后覆盖50%遮荫网。1周左右,小苗恢复生长,以后按常规育苗方法管理。试管苗移栽成活率达100%。

## 五、展　　望

　　由于人们对野生益智的日益需求,出现了无节制的滥采滥伐,致使大量野生益智资源几近枯竭,而人工栽培益智种源混杂,品质和药用特性不断下降,加强对野生益智种质资源的研究和保护刻不容缓。杨福孙等[10]对人工种植的益智进行野生抚育研究,提出选育优良种质是提高野生抚育栽培产量的重要途径。野生益智种质资源短缺和人工栽培品质问题已成为约束南药益智现代化发展的主要制约因素,严重影响到南药现代化的可持续发展。然而,随着细胞生物学和生物技术在药用植物中的广泛应用,可利用组织培养的方法进行益智的大规模快速无性繁殖来生产无病毒野生益智苗;进行培养单倍体植株以获得益智的新品种;建立野生益智离体种质库来保存濒危药用植物的优良种质资源;可利用益智组织细胞培养物来代替全植物提取的有效活性成分。这无疑是一条解决野生益智资源缺乏和人工栽培益智品质下降的有效途径。因此,药用植物组织培养是我国中医药发展的催化剂,随着药用植物组织培养技术的不断成熟,其在药用植物的资源保护和可持续发展及新药开发生产方面都会发挥重要的作用[11]。

　　**1. 有利于中药大规模化和现代化**　　对于不能靠种子繁殖或发芽率极低的部分珍贵和濒危药用植物,可利用组织细胞培养技术来大大提高繁殖效率。采用植株的幼芽部分可培养出数十万株植物种苗,组培育苗工厂化已成为一种新兴产业。如人参组织细胞培养、黄芪毛状根和红豆杉的大规模培养,铁皮石斛试管育苗繁殖和芦荟组织培养快速育苗等[11]。该技术具有繁殖效率高、生长周期短,节省人力和物力等诸多优点。另外,药用植物组织细胞可在按照设定的温度、光照、湿度、营养激素等条件下进行最优化条件下进行培养。因此,该技术可提供大量的优质无病毒种苗和高产细胞株,个体变异小,生产周期短,有利于中药现代化、规模化生产。

　　**2. 建立濒危药用植物基因库**　　随着人类对中药资源的不断需求,越来越多的药用植物资源由于滥采滥伐而变的枯竭。因此,药用植物离体基因库的建立能够保存濒危药用植物的优良种质资源植物,且药用植物不会受到外界不良因素的影响,种质不易退化和变种,也不会影响药用功能的品质和产量。另外,可利用组织培养技术来对濒危药用植物离体保存足够的活种质资源和基因资源,以便为人类未来利用和开发提供物质基础。

　　**3. 生产无病毒的药用植物种苗**　　许多药用植物在自然生长环境中很容易感染病毒,且代代相传,严重影响中药材的品质和产量。利用组织培养技术即可选用健康无病毒的植物组织进行培养,可培养出无病毒的药用植物种苗,如生姜脱菌快速繁殖和地黄脱菌快速培养[12]。

　　**4. 单倍体植株育种**　　根据生殖细胞也有形成植物整体的潜在能力,利用单倍体如花药育种法可以培养单倍体植株以获得药用植物的新品种。目前,用花药育种法已成功培养出单倍体人参植株和枸杞的单倍体植株[13]。

　　**5. 生产药物活性成分**　　随着中药在临床的广泛使用,尤其是濒危药用植物资源日益匮乏、生长周期长且产量低,难以满足人类健康的需求,利用药用植物组织培养技术培养药用植物有效组织部位来生产药用活性成分来代替原植物可解决上述问题。目前,进行植物组织细胞培养研究的植物已达百余种,其中以生产次生代谢产物研究的细胞工程近100多种,从组织细胞培养物中产生的天然药物活性成分有600种左右,包括生物碱和甾醇类等[14]。如人参是常用的名贵药材,野生资源十分紧缺,现在可通过人参细胞悬浮培养,工业化生产人参皂甙;紫杉醇是临床上治疗乳腺癌和卵巢癌的重要药物,利用生物反应器生产抗癌新药紫杉醇获得成功;冬虫夏草的菌丝体与虫草有相当的功效,利用虫草菌丝的液体培养虫草菌丝体已成为解决冬虫夏草药源紧缺的一种有效途径,且虫草菌丝发酵物生产的卫生保健品已应用于临床[15]。

**6. 培养产生新的化合物和转化药用成分** 利用药用植物组织培养过程出现的芽变或人工诱变来改变其遗传特性,在人工控制条件下进行的培养组织细胞可能会产生一些原植物没有的或尚未被发现的新型活性化合物。如鸡骨常山组织培养能产生利血平;毛地黄培养物能产生多种甾醇;穿心莲培养物中产生穿心莲内酯等。另外,药用植物组织培养有利于药物的生物转化,寻找新的有效药物成分。可在组织培养过程中加入植物细胞生长特有的生物酶等,可对一些原有次生代谢产物作为原料转化成需要的活性化合物,如毛地黄组织培养可将甲基毛地黄毒素转化成 8-甲基地高辛;喜树愈伤组织培养可经前体诱导可转化出喜树碱[16]。

## 第二节 益智遗传多样性研究

遗传多样性是生物多样性的重要组成部分,是生命进化和物种分化的重要基础,对于这个概念的理解存在广义和狭义的定义之分。广义的遗传多样性是指地球上所有储存在生物个体基因之中的各种遗传信息的总和;狭义的遗传多样性是指生物种内显著不同的种群之间以及同一种群内不同个体之间的遗传变异总和[17]。因此,通过研究生物的遗传多样性就可以掌握地球上各物种种间及种内群体间遗传结构的动态分布和多态性水平,对物种起源、种源区划、品种鉴定、良种选育、合理开发及利用、濒危药用植物种质资源保护等具有十分重要的指导意义。本节内容主要从形态学水平、细胞学水平、生化水平和分子水平 4 个方面对南药益智遗传多样性研究进展进行概述,并对基于多种 DNA 分子标记相结合的方式在今后南药益智的种质资源品种鉴定、濒危野生益智资源保护和合理开发与利用等方面进行展望。

### 一、益智形态学水平多样性

形态学水平标记遗传多样性研究是指通过利用植物的外部特征特性来检测植物遗传变异的一种既简便易行又快速的方法,此方法主要是根据表型上的差异,如植物的外在株高、株型、花色、花型、叶色、叶型等所表现出来的差异来反映植物内在基因型上的差异。而通过表型性状来研究的药用植物的遗传多样性,一般会符合孟德尔遗传规律的单基因性状或多基因决定的数量性状。早期对药用植物种质资源的分类、鉴定和品种培育的选通常是依据表型性状来开展研究的。随着分子生物学的发展,逐渐认识到表型性状在生长发育阶段易受到外界因素的影响,且表现的数量极其有限,因此,此种方法对植物种质资源更深层次、更细化的研究具有很大的局限性。

陈贻竹和陈忠毅[18]对益智光合作用的生态学和叶片解剖特征进行了研究,并与其他几种姜科植物进行了对比,表明益智在高光强度下会产生不同程度光抑制,光合速率差异与叶的解剖结构和叶绿素含量及叶绿素 a/b 的值相一致。杨福孙等[19]研究了不同光照下益智主要性状的变化情况,结果表明不同光照条件下,单株结果数、单果鲜重在相关系数及通径系数等方面均表现出极显著相关,并提出结果数及单果鲜重为野生抚育益智品种选育主要性状指标,为育种工作中有效的选育益智品种及栽培提供参考。刘晓静等[20]对海南典型野生分布的益智群落,测量单丛茎杆数,株高,单丛果穗数,单穗重,单丛果实产量,果实百粒重和果实产量等形态性状进行统计,并进行比较分析。结果表明不同居群间的形态特征有显著差异,其中株高,单穗重和果实百粒重的变异系数较小;单丛茎杆数,单丛果穗数,单丛果实产量的变异系数较大。

### 二、益智细胞学水平多样性

细胞学水平标记遗传多样性主要是染色体多样性,即根据细胞染色体核型及带型特征进行的一种遗传多样性研究方法。染色体是遗传物质的载体,是基因的携带者,若染色体发生变异则必然会在生物进化过程中导致遗传变异。因此，可以通过检测染色体是否变异，如染色体的缺失、易位、倒位、重复或是染色体数目非整倍体的单体、三体、多体等来研究药用植物的遗传多样性。随着常规染色体技术、细胞原位杂学水平上更能表达出药用植物的遗传多样性，且优于形态学水平的变异。

陈忠毅等[21]对我国姜科的染色体数目进行统计，姜科植物的染色体基数 X=8～25（但多为 9～18，少为 7 或 8），大多数种类为二倍体，个别为三倍体如郁金或四倍体如广西莪术，其中益智染色体为 2n=48。姜科植物中普遍存在三倍体、四倍体与五倍体，而多倍体的演化也是物种形成的一条重要途径。

## 三、益智生化水平多样性

生化水平标记遗传多样性主要体现在蛋白质水平多样性，如贮藏蛋白或同工酶等的变异分化来鉴定药用植物物种之间、品种之间是否存在遗传差异，也是鉴定外源 DNA 和物种起源进化的一种有效而广泛应用的遗传多样性研究方法。植物特定的基因编码翻译特定的酶，进而调控次生代谢产物如化学活性成分的产生，特定的 DNA 和蛋白质才是不同地理居群的药材存在差异的关键因素。同工酶是指生物体内因编码基因不同而产生的多种分子结构的酶，而对同工酶的分析也主要是从蛋白质分子水平上进行研究。根据同工酶分子的大小、构象、带电荷数的不同，在电场中运动速度的不同以及形成谱带数目、迁徙率的不同，进而直接鉴定生物群体内物种之间、同一物种不同品种间的遗传差异。汤加勇等[22]利用聚丙烯酰胺凝胶电泳技术分析了姜黄属 6 种郁金类药用植物的酯酶(EST)和过氧化物酶(POD)两种同工酶酶谱特征，结果表明同种材料间的亲缘关系与地理来源关系不大，姜黄与川郁金亲缘关系很近，无法通过同工酶将两者区别开来。目前从生化水平上利用同工酶等对益智多样性的研究极少，未见文献报道。

## 四、益智分子水平多样性

DNA 分子水平标记遗传多样性是直接体现在对物种的 DNA 分子进行研究。通过对 DNA 的碱基序列进行比较分析，能够更直接地反映植物间的遗传差异。相对于以上的形态学、细胞学、生化水平等方法而言，DNA 分子水平遗传多样性研究具有直接快速、多态性高、准确性高、特异性强、信息量大、微量分析、不存在上位性效应，以及不受自身生长发育状况、环境条件等因素的影响等优点[23]。因此，可以说是目前研究生物遗传多样性最理想的方法。该技术也被逐渐应用于益智的遗传多样性研究、群体遗传结构研究、种间亲缘关系研究等领域。目前 DNA 分子标记主要有 RFLP、RAPD、SRAP、AFLP、SSR、ISSR 和 ITS 序列分析技术等。

（一）限制性片段长度多态性

**1. RFLP 基本原理** 限制性片段长度多态性(restriction fragment length polymorphism, RFLP)是 1980 年由 Bostein 提出的第一代 DNA 分子标记技术[24]。RFLP 是根据不同品种或个体基因组的限制性内切酶的酶切位点碱基发生突变，或酶切位点之间发生了碱基的插入、缺失，导致酶切片段大小发生了变化，这种变化可以通过特定探针杂交进行检测，从而可比较不同品种或个体的 DNA 水平的差异，多个探针的比较可以确立生物的进化和分类关系。不同生物个体所产生的 DNA 片段的数目和长度是特异的。酶切之后通过凝胶电泳分离酶切片段，形成不同的带谱，然后与探针进行 Southern 杂交和放射自显影，即可获得反映个体特异性的 RFLP 图谱。

**2. RFLP 特点** RFLP 标记的等位基因具有共显性的特点，结果稳定可靠，重复性好，是第一代分子标记的代表，特别适用于构建遗传连锁图，目前所构建的遗传图谱多数出自该技术。缺点是，在进行分析时需要用到放射性同位素及核酸杂交技术，这样既不安全又不易自动化。另外，多态性检测出的灵敏度也不高,连锁图上还空有很多大的间区[23]。

**3. RFLP 的应用** 近年来,RFLP 技术在品种鉴定、物种进化、基因定位、亲缘关系研究、遗传图谱的构上都有一定的应用。已在多种如北沙参、柴胡、淫羊藿、石斛、人参等中药材中分析品种鉴定、遗传图谱及其不同居群间亲缘关系研究方面有所报道[25]。未见文献报道有利用 RFLP 标记来研究南药益智遗传多样性。

## (二)随机扩增多态性 DNA

**1. RAPD 基本原理** 随机扩增多态性 DNA(random amplified polymorphism DNA,RAPD)是 1990 年由 Williams 和 Welsh 开发的一种可对整个未知序列的基因组进行多态性分析的分子标记技术[26]。原理是将基因组 DNA 作为模板,以约 10 bp 人工合成的随机多态核苷酸序列为引物,利用 Taq 酶进行 PCR 扩增,可将同源序列从非同源的竞争位点中识别出来。扩增产物经琼脂糖或聚丙烯酰胺电泳分离、溴化乙锭(EB)或 Goldview 染料进行染色后,在紫外透视仪上检测从而体现 DNA 的多态性。

**2. RAPD 特点** RAPD 技术具有方法简便、检测快,模板 DNA 量少,无种属特异性和基因组结构,引物无特异性,成本较低等诸多优点。但 RAPD 通常是标记显性基因,无法对杂合基因型和纯合基因型进行鉴别,扩增产物的长度相同但碱基序列组成不同的 DNA 片断无法在凝胶电泳上分离。因此,RAPD 技术存在共迁移问题,同时该技术的检测受反应条件影响较大,实验的稳定性和重复性难以保证[27]。

**3. RAPD 的应用** RAPD 标记能够很好的应用于药用植物种内水平的亲缘关系研究,也可用于种间及近缘属间亲缘关系和品种鉴定的。该技术已成功地应用在鉴别不同地域的车前、菊科苍术属、铁线莲属的药用植物,并且对姜黄属等药材具有鉴别作用[28]。王培训等[29]用 RAPD 标记技术研究了姜科植物几种常见的中药材,结果表明扩增结果具有良好的分辨性。阳春砂与海南砂、绿壳砂、缩砂、草果、益智仁、白豆蔻、草豆蔻等常见的姜科近缘伪充品之间呈现明显指纹差异,呈现多态性的引物占所选的 12.17%,根据这些多态性可进行鉴别。

## (三)相关序列扩增多态性

**1. SRAP 基本原理** 相关序列扩增多态性(sequence related amplified polymorphism,SRAP)是由 Li 和 Quiros 于 2001 年提出来的一种无需任何序列信息即可直接 PCR 扩增的新型分子标记技术[30]。其原理是利用基因外显子里 G、C 含量丰富,而启动子和内含子里 A、T 含量丰富的特点设计两套引物,对开放阅读框进行扩增。它主要是通过独特的引物设计对开放阅读框进行扩增,分为正向引物和反向引物。正向引物长 17 bp,5′端的前 10bp 是一段非特异性的填充序列,无任何特异组成,接着是 CCGG 序列,这 14 bp 组成核心序列,随后为 3′端的选择性碱基,正向引物对外显子进行扩增。反向引物的组成与正向引物类似,区别在于反向引物长 18 bp,填充序列为 11 bp,接着是特异序列 AATT,它们组成核心序列,3′端仍然为 3 个选择性碱基,反向引物对内含子区域和启动子区域进行扩增,因内含子、启动子和间隔序列在不同物种甚至不同个体间变异很大,从而与正向引物搭配扩增出基于内含子和外显子的 SRAP 多态性标记。引物大小和 2 个引物的结合是扩增 SRAP 条带成功与否的关键。

**2. SRAP 特点** SRAP 标记的优点:首先,该技术是基于 PCR 反应的标记技术,不需要像 RFLP 标记那样对 DNA 纯度以及浓度要求较高,这样就减少了对试剂质量、仪器设备的要求,同时也减少了对实验操作人员身体的伤害。其次,该技术由于在设计引物时正反引物分别针对序列相对保守的外显子与变异大的内含子、启动子与间隔序列。因此,多数 SRAP 标记在基因组中分布是均匀的,比 RAPD 标记稳定且多态性强。而且,SRAP 标记将 RAPD 和 AFLP 两者的优点有机地结合在一起,具有简便、稳定、中等产率的优点,高频率共显性也明显优于 AFLP,且比 AFLP、

RAPD、SSR等其他方法更能反映表型的多样性及进化历史,是近几年较为受欢迎的分子标记技术。虽然 SRAP 具有上述的诸多优点,但由于此技术没有利用扩增区域序列的任何信息,产生的分子标记是随机地分布在染色体上的,在筛选与目标性状连锁的分子标记时,必须与混合分组分析法等方法联合使用。

**3. SRAP 的应用**　伴随着分子生物学的迅猛发展,SRAP 标记技术也将逐步应用于濒危物种的遗传多样性研究。目前,SRAP 已经成功应用于丹参、石斛、黄芪、青葙子、芫花荆、半夏等 DNA 指纹图谱、品种鉴定、遗传多样性分析、分子标记辅助育种和质量综合评价等方面[31]。高丽霞等[32-34]对姜花属的 SRAP-PCR 反应体系进行了优化,并用优化后的体系对姜科其他 14 个属进行了扩增,均可得到良好的扩增效果,而且揭示的多态性很高,证实了 SRAP 标记可以用来进行姜科各属内及属间分类和亲缘关系分析,且采用该标记对姜花属进行了遗传连锁图谱构建。未见文献报道有利用 SRAP 技术来研究南药益智遗传多样性。

### (四)扩增长度片段多态性

**1. AFLP 基本原理**　扩增长度片段多态性(amplified fragment length polymorphism, AFLP)于 1993 年由荷兰科学家 Zabeau 和 Vospieter 建立[35]。其基本原理是用限制性内切酶对基因组 DNA 进行酶切,形成不同的酶切片段,将双链人工接头与基因组 DNA 酶切片段相连接后作为扩增的模板。AFLP 引物包括 3 部分:5'端的与人工接头序列互补的核心序列(CORE)、限制性内切酶特控序列(ENZ)和 3'端带有选择性碱基的黏性末端(EXT)。其中 AFLP 接头的设计是关键之处,接头与接头相邻的酶切片段的碱基序列是引物的结合位点。AFLP 分析既可采用单酶切也可采用双酶切。为了使酶切片段大小分布均匀,一般采用双酶切,一种是切割位点可以识别 4 个碱基序列的内切酶(如 *MseI*),一种是切割位点可以识别 6 个碱基序列的内切酶(如 *EcoRI*)。由于不同物种的基因组 DNA 大小不同,基因组 DNA 经限制性内切酶酶切后,产生分子量大小不同的限制性片段。使用特定的双链接头与酶切 DNA 片段连接作为扩增反应的模板,用含有选择性碱基的引物对模板 DNA 进行扩增,选择性碱基的种类、数目和顺序决定了扩增片段的特殊性,只有那些限制性位点侧翼的核苷酸与引物的选择性碱基相匹配的限制性片段才可被扩增。扩增产物经聚丙烯酰胺凝胶电泳分离,然后根据凝胶上 DNA 指纹的有或无来检出多态性。

**2. AFLP 特点**　AFLP 技术是在 RAPD 和 RFLP 技术基础上建立和发展起来的,兼具 RAPD 与 RFLP 的优点,既有 RFLP 的可靠性,又有 RAPD 的灵敏性。AFLP 所需 DNA 量少,很少的样品也可用来分析;其可靠性好,重复性高,多态性高;AFLP 分析不受环境、季节、时间的限制,遗传性稳定,易操作且样品适应性广,聚类敏感,定位专一。随着其技术的不断进步和完善,AFLP 分析的效率会进一步提高,并在构建遗传图谱、种质鉴定、遗传多样性研究、基因定位、基因的克隆和序列分析中发挥重要的作用。

**3. AFLP 在益智方面的应用**　近年来,应用 AFLP 标记分别对高良姜、人参、西洋参、石斛以及天麻等进行分析,得到了清晰的 AFLP 指纹图谱,结果表明 AFLP 指纹技术具有稳定性高、重复性好等优点[36]。

高炳淼等[37]利用植物基因组试剂盒法提取获得高质量的益智基因组 DNA,采用单因素和正交试验对 AFLP 过程中的酶切和 PCR 相关影响因素进行优化,并对适合益智 AFLP 分析的引物组合进行筛选。实验结果表明最佳酶切反应体系:模板 DNA0.6 μg,酶量 20 U,酶切时间 2 h;最佳 AFLP-PCR 选择性扩增反应体系(总体积为 25 μL):10×PCR Buffer(不含 $Mg^{2+}$)2.5 μL,dNTPs2 μL,$Mg^{2+}$(25mmol/L)1.5 μL,引物(10 pmol/μL)各 2.0 μL,*Taq* 酶(5 U/mL)0.5 μL,模板稀释 25 倍 2μL。利用建立的最佳扩增体系从 64 对引物中筛选获得 8 对选择性引物适合益智 AFLP 分析(E1/M8、E2/M3、E2/M4、E3/M7、E3/M8、E4/M8、E8/M3、E8/M7)(如表 3-4 和图 3-1 所示)。建立了稳定的 AFLP-PCR 体系,为研究南药益智遗传多样性的 AFLP 分析奠定了基础。

表 3-4　选择性扩增引物序列[37]

| 名称 | 序列(5'-3') | 名称 | 序列(5'-3') |
| --- | --- | --- | --- |
| E1 | GACTGCGTACCAATTCAAC | M1 | GATGAGTCCTGAGTAACAC |
| E2 | GACTGCGTACCAATTCAAG | M2 | GATGAGTCCTGAGTAACAG |
| E3 | GACTGCGTACCAATTCACA | M3 | GATGAGTCCTGAGTAACAT |
| E4 | GACTGCGTACCAATTCACT | M4 | GATGAGTCCTGAGTAACTA |
| E5 | GACTGCGTACCAATTCACC | M5 | GATGAGTCCTGAGTAACTT |
| E6 | GACTGCGTACCAATTCAGC | M6 | GATGAGTCCTGAGTAACTC |
| E7 | GACTGCGTACCAATTCATC | M7 | GATGAGTCCTGAGTAACGG |
| E8 | GACTGCGTACCAATTCGAA | M8 | GATGAGTCCTGAGTAAAAT |

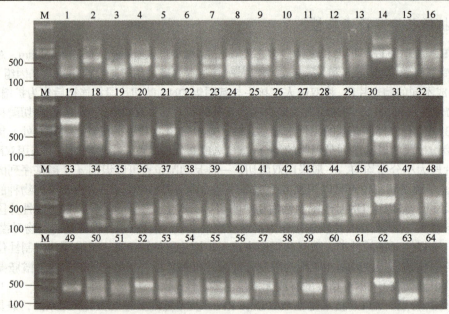

图 3-1　琼脂糖电泳分析 64 对选择性引物的择性扩增反应[37]

## (五) 简单重复序列

**1. SSR 基本原理**　简单重复序列又叫微卫星 DNA(single sequence repeats，SSR)是指以少数几个核苷酸(一般 1~6 个)为单位多次串联重复的 DNA 序列，是 1974 年 Skinner 在研究寄居蟹的卫星 DNA 时发现的[38]。微卫星广泛均匀地分布在基因组上，其重复数和重复单位序列都是可变的，故多态信息含量大。微卫星两侧区域的 DNA 序列较为保守和专一，且重复基因数变化不一，可与两侧保守的 DNA 序列相互补的方式设计特定的寡聚核苷酸引物进行 PCR 扩增，扩增产物可用电泳进行分离。

**2. SSR 基本特点**　该标记具有稳定性好、位置确定、所需 DNA 用量少、一次性可检测到基因座位数可达几十个等优点。另外，该标记多态性同连锁群或染色体具有对应关系，有助于图谱的连锁群或染色体的归并和不同连锁群的整合，并能有效准确区分大量的等位基因，因而可以区分同一物种不同基因型，甚至亲缘关系非常近的材料。但缺点是获得基因组 SSR 标记一般都需建立和筛选基因组文库、克隆、测序等一系列操作。因此消耗人力、物力、成本较高，这限制了 SSR 技术的应用。

**3. SSR 的应用**　SSR 标记已在遗传多样性研究、亲缘关系、物种鉴定与分类研究、功能基因研究、遗传作图等几个方面的获得广泛应用，如广西莪术、丹参、青天葵、麻黄、三七等[39]。

邹颖等[40]对益智进行采集，获得广东、海南共19个居群427份分子材料。其中广东4个居群，海南15个居群。在19个居群中有14个居群是野生居群，其他居群为人工栽培居群（表3-5）。并采用SSR标记技术对所采集到的不同地理居群的益智样品进行了遗传多样性、遗传结构、居群亲缘关系研究。

表3-5 SSR分析益智样品采集地区及样品情况[40]

| 居群 | 编号 | 采集地点 | 坐标 | 海拔(m) | 样品数 |
| --- | --- | --- | --- | --- | --- |
| 1 野生 | BHL | 海南省琼中县百花岭 | 109″49′34.89 19″00′28.55 | 360 | 22 |
| 2 野生 | LC | 海南省三亚力村水库对面后山 | 109″19′44.55 18″22′41.15 | 303 | 16 |
| 3 野生 | YX | 广东省阳春市阳西县塘口镇由乡永丰村 | 111″30′36.46 21″50′04.40 | 590 | 24 |
| 4 野生 | GZ | 广东省茂名市高州市新铜镇牛车坪三官山 | 111″07′10.42 21″56′42.68 | 1300 | 25 |
| 5 栽培 | YC | 广东省阳春市荔枝林 | 111″46′08.12 22″07′16.42 | — | 23 |
| 6 野生 | DZ | 海南省儋州县兰洋镇降来村 | 109″40′49.70 19″27′13.96 | 221 | 24 |
| 7 野生 | CJ | 海南省昌江县霸王岭东一农场 | 109″07′1.56 19″07′25.41 | 395 | 21 |
| 8 野生 | TD | 海南省三亚田独镇同济科技园后山 | 109″36′34.26 18″19′5.72 | 104 | 21 |
| 9 栽培 | BT | 海南省保亭七仙岭路旁 | 109″40′42.00 18″42′20.22 | 186 | 21 |
| 10 野生 | LD | 海南省乐东县尖峰镇大凯林队 | 108″49′05.61 18″41′41.98 | 159 | 23 |
| 11 野生 | WZS | 海南省五指山市水满乡五指山 | 109″40′20.51 18″54′13.06 | 803 | 21 |
| 12 野生 | QZ | 海南省琼中县黎母岭五公里处 | 109″45′44.99 19″13′20.76 | 213 | 19 |
| 13 野生 | LS | 海南省陵水县本号镇小妹水库旁 | 109″56′26.02 18″40′24.19 | 120 | 21 |
| 14 野生 | QXD | 海南省万宁县南林七星队 | 110″10′57.61 18″40′53.09 | 166 | 23 |
| 15 野生 | LPL | 海南省万宁县六连岭烈士陵园后面山上 | 110″25′24.21 18″58′13.22 | 63 | 19 |
| 16 野生 | QH | 海南省琼海市东太农场畜牧队东太农场途中 | 110″12′58.70 19″06′11.19 | 81 | 23 |
| 17 栽培 | NQZ | 海南省万宁县南林农场南桥镇后村 | 110″10′16.52 18″41′36.01 | 47 | 23 |
| 18 栽培 | ZJ | 广东湛江市海安文部村 | 111″14′16.33 20″17′10.35 | 123 | 22 |
| 19 栽培 | ZWY | 广东华南植物园 | 113″20′13.0 23″10′28.71 | 120 | 34 |
| 总计 | | | | | 427 |

（1）SSR标记分析益智的遗传多样性[40]：用SSR标记研究多年生植物居群遗传变异的预期杂合度He平均值为0.68，从益智研究的数据得知野生的14个居群He平均值为0.706，栽培的5个居群中He平均值为0.713，益智遗传多样性略高于平均水平，且栽培居群的遗传多样性高于野生居群的平均值。Shannon信息指数I从0.743到2.013，平均为1.66。一般来说，栽培居群的遗传多样性应该比野生居群的低，但是在邹颖等[40]研究中的5个栽培居群的平均期望杂合度He与Shannon信息指数I均高于野生居群。分析其原因，可能是由于栽培居群的益智可能引种于不同的地理区域，它们为不同区域的混合居群，所以整体上遗传多样性反而相对较高。而各栽培居群的遗传多样性水平高低又根据引种地的多少而有所不同。在栽培居群中居群5（广东省阳春市荔枝林）的遗传多样性最低，它也是所有居群中遗传多样性最低的。而居群17（海南省万宁县南林农场南桥镇后村）的遗传多样性最高。SSR标记益智的聚类结果表明居群5与居群4（广东省茂名市高州市新垌镇牛车坪三官山）聚为一支，推断出栽培居群5主要引种于野生居群4，而野生居群4本身

的遗传多样性就处于野生居群中最低的（He=0.444 与 I=0.858），引种不可能包含野生居群所有的遗传多样性，这是导致居群 5 遗传多样性最低的一个原因。居群 17 在与居群 14（海南省万宁县南林七星队）首先聚为一支，再与居群 13（海南省陵水县本号镇小妹水库旁）与居群 6（海南省儋州县兰洋镇降来村）聚为一支，可能居群 17 的样品主要来源于居群 14 但是居群 13 与居群 6 为其部分引种源，这可能也是栽培居群 17 遗传多样性高于野生居群 14 的原因。5 个栽培居群与野生居群聚类情况可以推测，栽培居群并非取种于单一居群，而很有可能取种于不同的地点。对野外益智采集和走访过程中得知，栽培益智居群中除居群 19（华南植物园）外，其他居群种植种源主要来自最近区域的野生益智居群。这也许是栽培居群总是与最近的野生居群聚为一支的缘故。

（2）SSR 标记分析益智的遗传结构[40]：遗传结构是一个物种最基本的特征。植物种群的遗传结构反映了各种因素的相互作用，包括长期的物种进化史、遗传漂变、交配系统和基因流。影响居群遗传结构的因素也来自多方面，主要是环境的选择作用，繁育系统和基因流。其中对植物居群结构影响最大的是繁育系统。基因流是影响种群结构的重要因子，居群每代迁移数 Nm 代表基因流强度大小。一般来说，基因流大的物种遗传分化低，基因流大可以阻止遗传分化的产生。在群体遗传学中，基因流 Nm=1.0 通常被认为是临界值，由于基因流足以抵制居群内因遗传漂变而引起的居群分化。对野生居群和栽培居群的遗传结构进行分析。野生居群近交系数 Fis 从 −0.085 到 0.414（平均 0.061），而栽培居群近交系数 Fis 从 −0.119 到 0.372（平均 0.128）。从平均值来看栽培居群明显大于野生居群，但两者平均值都大于 0，这表明野生居群与栽培居群都存在一定的近交现象，但是栽培居群的近交明显要高于野生居群。野生居群中 Fit 从 −0.118 到 0.493（平均 0.206），栽培居群 Fit 从 −0.126 到 0.442（平均 0.229），栽培居群大于野生居群，但两者平均值大于 0。从野生居群遗传分化系数 Fst 从 0.100 到 0.212（平均 0.158），栽培居群遗传分化系数从 0.076 到 0.192（平均 0.121），从平均值来看野生居群遗传分化比栽培居群要高。野生居群间的基因流为 1.408，栽培居群基因流为 2.076，不论是野生居群还是栽培居群基因流都大于 1，这表明在益智居群间基因交流不存在障碍，同时栽培居群基因交流比野生居群更加顺畅。

（3）SSR 标记分析益智各居群间的亲缘关系[40]：遗传一致度越大，群体间的亲缘关系越近。无论是从遗传一致度数据，还是从聚类分析图，以及以个体为单位的 Structure 分析都可以看出来来自广东的居群 3（广东省阳春市阳西县塘口镇柚由乡永丰村）、4（广东省茂名市高州市新垌镇牛车坪三官山）、5（广东省阳春市荔枝林）与其他居群亲缘关系较远。邹颖等研究结果与 Li 等通过 HPLC 的方法建立益智的指纹信息所得结果相一致。他们的结果也表明来自海南省各居群的指纹信息相似，而与来自广东省和广西壮族自治区的有很大的区别。由聚类分析得出居群 4 与居群 5 聚为一支，栽培居群 5 与野生居群 4 亲缘关系最近，由此推断，居群 4 可能是栽培居群 5 主要引种源。居群 17（海南省万宁县南林农场南桥镇后村）在与居群 14（海南省万宁县南林七星队）聚为一支，同时与居群 13 海南省陵水县本号镇小妹水库旁），居群 6（海南省儋州县兰洋镇降来村）的亲缘关系较近，可能居群 17 的样品主要来源于居群 14 但是居群 13 与居群 6 为其部分引种。

在海南居群中居群 15 独立为一支。居群 15（海南省万宁县六连岭烈士陵园后面山上）与其他居群分开，最主要的原因可能是此居群与其他居群间的地理隔离。居群 15 位于烈士陵园后山上，前方有大片椰子林、烈士陵园、公路阻挡，后山后方是一个水库，阻碍了此居群与其它居群的基因交流，容易引起此居群的遗传分化。由 Structure 软件结果可以看出居群 18、居群 19 除了大部分是与海南居群聚为一组外，有一小部分是与广东居群一组。有可能栽培居群 18、19 大部分引种于海南，有少部分引种于广东。海南省其他野生居群亲缘关系较近。在各居群私有等位基因中居群 16（海南省琼海市东太农场畜牧队东太农场途中）、17（海南省万宁县南林农场南桥镇后村）、19（广东省湛江市海安文部村）存在丰富的私有等位基因，可能是这些居群与其他居群分隔较久，独特的自然条件，使这些地方产生了独特的等位基因。17、19 号居群为栽培居群，16 为野生居群，随着时间推移这些居群也是产生变种最可能的地方。

综上所述，邹颖等[40]采用 SSR 法对益智遗传多样性和遗传结构进行了全面的研究，主要包括：

①开发出益智 81 个微卫星位点,筛选出 23 对具有多态性的微卫星引物,以应用于益智及其近缘属(种)的遗传学和分子系统学研究。②选取其中 10 对引物对南药益智的 14 个野生居群和 5 个栽培居群共 431 个个体进行遗传多样性研究。结果表明,益智居群期望杂合度 He 的平均为 0.707,Shannon 多样性信息指数 I 平均为 1.59,遗传多样性略高于平均水平。益智总的遗传分化系数 Fst 为 0.155,居群内的遗传分化大于居群间的遗传分化。居群间平均基因流 Nm 大于 1,表明益智居群间不存在基因交流障碍。益智的平均近交系数为 0.079,表明益智具有一定程度的近交。③19 个居群亲缘关系分析表明,广东省野生居群与海南省野生居群的亲缘关系较远。栽培居群主要引种于附近的野生居群,华南植物园益智主要引种于海南。

## (六)简单重复序列区间多态性

**1. ISSR 的基本原理** 简单重复序列区间多态性(inter-simple sequence repeat,ISSR)是 Zietkeiwitcz 等于 1994 年发展起来的一种微卫星基础上的分子标记[41]。其基本原理是:用锚定的微卫星 DNA 为引物,即在 SSR 序列的 3'端或 5'端加上 2～4 个随机核苷酸,在 PCR 反应中,锚定引物可引起特定位点退火,导致与锚定引物互补的间隔不太大的重复序列间 DNA 片段进行 PCR 扩增。所扩增的 inter SSR 区域的多个条带通过聚丙烯酰胺凝胶电泳得以分辨,扩增谱带多为显性表现。

**2. ISSR 的特点** ISSR 标记具有很多优点:①该标记操作简单、快速、高效。②该标记技术不需要繁琐地进行基因文库构建、杂交和放射性同位素标记等步骤。③利用微卫星在整个基因组中数量丰富的特点,其产物多态性远比 RFLP、SSR、RAPD 更加丰富。④DNA 用量较少,且不需要活体材料,无组织特异性,实现了全基因组的无编码取样。⑤引物设计非常容易,不需知道任何靶标序列的 SSR 背景信息,从而降低了技术难度和试验成本。⑥引物较长,一般为 20 bp 左右(RAPD 是 10 bp),退火温度较高,从而保证了 PCR 扩增的稳定性和可重复性。⑦在 SSR 的 3'或 5'端锚定 1～4 个嘌呤或嘧啶碱基,引起特定位点退火,使引物与相匹配 SSR 的一端结合,从而对基因组中特定片段进行扩增,提高了 PCR 扩增的专一性。

ISSR 标记也存在一些缺点:在 PCR 扩增时需要定时间摸索最适反应条件,并且其标记呈孟德尔式遗传,即显性遗传标记不能区分显性纯合基因型和杂合基因型,因此在解决交配系统、计算杂合度和父系分析等问题上效果不佳。

**3. ISSR 的应用** 目前,ISSR 标记已在山姜属植物品种鉴定、遗传作图、基因定位、遗传多样性、进化及系统发育等方面被广泛应用[42, 43]。

刘晓静等[44]用 20 条 ISSR 引物对 168 个样品进行扩增,均得到清晰、稳定的谱带 402 条(引物及扩增结果见表 3-6)。其中多态性 DNA 条带 385 条,占总带数的 95.77%。引物扩增的 DNA 带数在 11～32 条之间,平均 20.1 条,其中扩增条带最多的是引物 UBC843;最少的是 UBC822 和 UBC840,各具 32 条和 11 条扩增出的 DNA 条带的大小在 150～2000 bp 之间。结果表明 ISSR 标记能够揭示益智较高的多态性。

表 3-6 ISSR 引物及其扩增结果[44]

| 引物 | 序列 | 扩增条带数 | 多态性条带数 | 多态性条带百分比(%) |
| --- | --- | --- | --- | --- |
| UBC807 | $(AG)_8T$ | 17 | 17 | 100 |
| UBC808 | $(AG)_8C$ | 25 | 25 | 100 |
| UBC809 | $(AG)_8G$ | 22 | 19 | 86.36 |
| UBC810 | $(GA)_8T$ | 14 | 14 | 100 |
| UBC811 | $(GA)_8C$ | 26 | 25 | 96.15 |
| UBC812 | $(GA)_8A$ | 18 | 18 | 100 |

续表

| 引物 | 序列 | 扩增条带数 | 多态性条带数 | 多态性条带百分比(%) |
|---|---|---|---|---|
| UBC813 | (CT)₈T | 24 | 24 | 100 |
| UBC814 | (CT)₈A | 27 | 27 | 100 |
| UBC822 | (TC)₈A | 11 | 9 | 81.82 |
| UBC840 | (GA)₈YT | 11 | 9 | 81.82 |
| UBC842 | (GA)₈YG | 15 | 15 | 100 |
| UBC843 | (CT)₈RA | 32 | 32 | 100 |
| UBC844 | (CT)₈RC | 17 | 17 | 100 |
| UBC857 | (AC)₈YG | 19 | 18 | 94.74 |
| UBC864 | (ATG)6 | 15 | 14 | 93.33 |
| UBC873 | (GAC)4 | 31 | 31 | 100 |
| UBC880 | (GGAGA)3 | 17 | 14 | 82.35 |
| UBC881 | GGG(TGGGG)₂TG | 18 | 16 | 88.89 |
| UBC891 | HVH(TG)₇CATGGTGTT | 22 | 21 | 95.46 |
| UBC899 | GGTCATTGTTCCA | 21 | 20 | 95.24 |
| 总计 |  | 402 | 385 | 95.77 |

刘晓静等[44]应用ISSR分子标记方法对采自7个海南和广东的野生益智居群进行遗传多样性分析，采集地点和编号见表3-7。ISSR标记表明，益智居群的遗传变异主要来自于居群内，7个益智居群的演化关系为：GD—WZS—QXL—MG—BC—DLS—BZL；海南益智居群中，WZS居群出现的时间较早。益智居群间的基因流Nm=0.978，说明群体间存在一定程度的基因交流，但不足以抵制居群内遗传漂变而引起的居群分化。Wang等同样用ISSR法对来自海南和广东省的共7个居群进行了遗传多样性研究，结果表明益智的遗传多样性较高，益智各居群间的基因流为0.907，各居群间存在一定的基因交流。

表3-7 ISSR分析益智样品采集地区及样品情况[44]

| 收集地点 | 样品数 |
|---|---|
| 海南抱什岭(BZL) | 30 |
| 海南吊罗山(白水林场)(DLS) | 19 |
| 海南吊罗山(八村)(BC) | 30 |
| 海南七仙岭(QXL) | 18 |
| 海南毛感乡(MG) | 34 |
| 海南五指山(WZS) | 25 |
| 广东华南植物园(GD) | 9 |
| 总计 | 165 |

(七)内转录间隔区

**1. ITS基本原理**　内转录间隔区(internal transcribed spacer，ITS)是自Gonzalea 1990年提出

后逐步在植物学研究中普遍采用的分子标记基因之一[45]。rDNA 是一种中等重复并有转录活性的多基因家族,每一基因组有近千个拷贝,每个拷贝又分为编码区和不编码的间隔区。编码核糖体小亚基 rRNA 的 18S、5.8S 与 26S 基因共同构成一转录单位。ITS 包含 18~26S 基因间的两个区段,其中 18S~5.8S 基因间的区段为 ITS1,5.8S~26S 基因间的区段为 ITS2。rDNA 中 18S、5.8S 与 26S 的基因序列在真核生物中高度保守,而 ITS 承受的选择压力较小,相对进化速度较快,具有很高的可变性,且在核基因组中高度重复,这样可以根据保守序列中的变异位点设计特殊引物对 ITS 区进行 PCR 扩增。ITS 区的可变性为物种鉴定提供了丰富的变异位点和信息位点,对 ITS 区进行 PCR 扩增、测序及序列分析后再设计特异引物,来诊断和检测植物病原菌以及植物类群等,已得到越来越广泛的应用。

**2. ITS 特点** ITS 序列由于所受的选择压力小、进化速率较快、稳定性好、测序方便,还具有快速、准确、微量、灵敏度高、程序简单等优点[46]。

**3. ITS 的应用** 目前,ITS 序列在中药资源近缘物种鉴定、种内不同品种遗传差异分析、种内系统发育等方面广泛应用。赵志礼等[47]采用 PCR 直接测序法对山姜属中药草豆蔻和益智核糖体 DNA ITS 区序列进行了测定,表明益智序列长度(ITS1+ITS2)为 404 bp,序列间具有 27 个变异位点(包括 5.8S 编码区),就序列中插入片段或位点缺失的情况来看,在 ITS2 区,益智插入 1 个片段,长度为 2 bp。在 ITS1 区,益智有 1 个位点的缺失。对位排列比较后发现序列间有 27 个变异位点;其中有 3 个是在高度保守的 5.8S 编码区发现的,它们均存在于草豆蔻的序列中。各变异位点、序列长度及 G+C 含量等见表 3-8。为山姜属中药材的 DNA 分子鉴定提供了必要的序列资料。

表 3-8 草豆蔻和益智 ITS 区序列长度及其 G+C 含量[47]

| 种类 | ITS 区总长度(bp) | ITS1 长度(bp) | ITS2 长度(bp) | G+C 含量(%) |
| --- | --- | --- | --- | --- |
| 草豆蔻 | 403 | 178 | 225 | 57.7 |
| 益智 | 404 | 177 | 227 | 58.4 |

高炳淼等[48]利用植物基因组试剂盒法提取益智基因组 DNA 为模板,采用单因素和正交试验对 ITS-PCR 过程中的关键影响因素进行优化,并对 ITS-PCR 产物进行测序鉴定。实验结果表明最佳 ITS-PCR 反应体系(25 μL)为:$Taq$ 酶 1.0 U,dNTPs 4 mmol/L,$Mg^{2+}$ 0.5 mmol/L,引物 2.0 μmol/L,模板 20 ng,10×PCR Buffer(不含 $Mg^{2+}$)2.5 μL;最佳扩增程序为:94℃预变性 2 min;94℃变性 30 s,55℃退火 30 s,72℃延伸 1 min,共 32 个循环;最后 72℃延伸 5 min。采用该最佳体系对益智基因组 DNA 进行 PCR 扩增,获得扩增产物经单向测序获得了益智 ITS 部分序列(如图 3-2 和图 3-3)。建立了稳定的 ITS-PCR 体系,为研究益智遗传多样性分析奠定了基础。

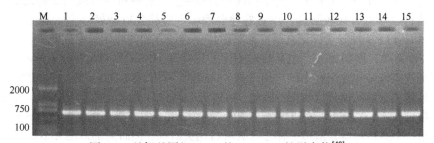

图 3-2 益智基因组 DNA 的 ITS-PCR 扩增产物[48]

*M:Marker DL2000;1-15:益智基因组 DNA 的 ITS-PCR 扩增产物

```
AAAGGCTCCTGCCGGAAGACATTGTTGAGAGAGCATTGAACGACGGATGGTTGTGAATGT    60
GTGAACGTGCCCCCTTCGTTGCCCCATGTTGGCAGCTGATTGATCGTAGCTCGGTGCGAT   120
CGGCACCAAGGAACAATGAACTCAGAAGCAGATGCCCTCAGCGTGCTCGGGGAGGCCAA    180
TGCATCGGAGATGCCTCAAATCAAATGACTCTCGGCAATGGATATCTCGGCTCTTGCATC   240
GATGAAGAACGTAGTGAAATGCGATACTTGGTGTGAATTGCAGAATCTCGTGAACCATTG   300
AGTCTTTGAACGCAAGTTGTGCCCGAGGCCTTGTGGCCGAGGGCACGCCTGCTTGGGCGT   360
CATGGCATCGTGCCCTTTGCTCCTTGCTCTGTTGGTGCCAAGCGCGGAAATTGGCCCCGT   420
GTGCCCTCGGGCACGTCGATCGGCTGAAGATGGGTAATCTCGGCAGTCGTCGGGCCGATGG   480
GTGTTGGTGCCCTGTGCGTGAACTGAGCGTCGTCCCCGTCGTGCTGGGATGAGTCCCAA    540
AGAGACCCTGTGTGATTGCGGCGTCGCATGAAAGTGCCGTGTCCATCAGATTGTGGCCCC   600
AAGTCAGGCGAGGCCCACCCGCCGAGTTTAAGCATATCAAAAAACGCGAGGAAAA        655
```

图 3-3 益智的 ITS-PCR 扩增产物序列[48]

## 五、展　望

中药要想实现其现代化必须以质优效佳的道地药材为保障和依托，然而不同地理居群的中药材存在差异。因此，对不同地理居群的中药材种质资源进行准确鉴定、分类、遗传多样性分析和基因资源保护的研究则显得尤为重要和迫切。刘红等[49]不同地理居群的益智化学成分进行分析，结果表明不同产地的益智化学成分含量相似但个别存在差异，海南产益智较好，为道地药材，广东次之，广西较差。翟红莉等[50]对海南琼中、屯昌、白沙和五指山等地益智研究，结果表明不同产地益智的化学成分存在差别，其中琼中地区的益智挥发油成分最高。由此可见，不同地理居群的益智药材化学成分存在明显差异。植物特定的基因编码翻译特定的酶，进而调控次生代谢产物如化学活性成分的产生，特定的 DNA 和蛋白质才是不同地理居群的药材存在差异的关键因素。因此，益智化学成分的质优效佳只是益智道地药材的表现型，实质应该是由道地药材基因型这个内因与特定的环境饰变外因长期作用的结果。随着现代分子生物学的发展，利用 DNA 分子标记技术和蛋白质组学技术来分析不同地理居群益智药材遗传物质的多态性，可揭示药材道地性的实质。为了能够有效地发掘和利用益智药材资源，就必须搞清楚其遗传多样性和蛋白质组结构特点，以明晰其地理分布与多样性分布的特点，遗传变异与进化的关系，进而阐明不同地理居群的药材功效差异，变资源优势为产业优势，为发展海南乃至全国中药材现代化服务提供新的有效途径。

但我国对于益智的研究还很有限，迄今为止益智的研究主要集中在化学成分的提取和分析上。而关于益智的遗传结构，居群的遗传多样性研究较少，仅见用 ISSR 和 SSR 法研究益智的居群遗传学的报道，且尚存在野生居群和栽培居群样品采集有限和所采用单一标记方法等不足[51]。关于南药益智居群遗传多样性与药材功效差异的关系，以及栽培居群遗传变异与进化的关系尚未研究。为了更好的研究益智的遗传多样性和药材道地性，保护有限的益智资源，并对益智进行合理的开发利用，应全面而科学地对野生益智和栽培益智的遗传多样性和遗传结构进行了更全面的研究。

通常情况下在设计一个实验中，为了提高实验的质量，有时可同时应用 2 种或 2 种以上的分子标记技术进行联用或者比较筛选，以更好地全面确定实验分析结果[52,53]。张书芬等[54]分析了RAPD、SSR 和 AFLP 3 种分子标记在研究油菜遗传多样性方面的应用效率问题，最后得出 SSR 和AFLP 比 RAPD 有效。廖朝林等[55]也系统地阐述了 RAPD、ISSR 和 ITS 等分子标记在当归属植物种质资源鉴定及遗传多样性研究中的应用进展。Lu 等[56]利用 EST-SSR、SRAP、ISSR 和 RAPD 4种分子标记构建了石斛的遗传连锁图。因此，在进行中药材分子标记时要根据具体情况研究对比，以确定最佳标记技术，在实际应用中取长补短，发挥作用。但在南药益智的遗传多样性研究中仍存在一些不足：①虽然对益智遗传多样性已有进行相关研究，但研究的范围并不够全面，在表型、染色体、蛋白质、同工酶方面的研究极少。②在 DNA 分子水平上对益智遗传多样性的研究仅有SSR 和 ISSR 两种分子标记技术，具有一定的局限性，且大都是单用一种分子标记技术对益智遗传多样性的研究，对研究结果而言，具有片面性，几种技术方法相结合对南药益智种质资源的遗传多样性研究仍处于空白。因此，为更全面地利用、开发和保护南药益智资源，建议在今后南药益智的遗传多样性研究中应加强以上几个方面的研究。

由于人们对野生益智的日益需要，出现了无节制的滥采滥伐，致使大量野生益智资源几近枯竭，而人工栽培益智种源混杂，品质和药用特性不断下降，加强对野生益智遗传资源的研究和保护刻不容缓。针对以上益智面临的问题，高炳淼课题组正在开展国家自然科学基金项目研究工作：基于基因多态性、蛋白质组学和化学活性成分研究益智遗传多样性（项目编号81560611）。我们利用多种分子标记技术、蛋白质组学技术和化学活性成分相关联的三位一体来研究不同地理居群的益智遗传多样性，以探索各地益智质量差异的遗传背景，阐明野生益智资源的道地性形成机制，为其种质资源保护、鉴定和评价提供科学依据。通过本研究将建立起以中药材分子标记、蛋白质组学技术和化学活性成分三位一体方法为基础的研究平台，对南药益智的遗传资源多样性进行保护、鉴定和评价，以及益智GAP种植和中药现代化具有长远的重要意义。

## 参 考 文 献

[1] 苏桂云，刘永忠. 益智仁的鉴别与炮制[J]. 首都医药，2013，(13)：48.
[2] 姬霞. 砂仁与益智仁的鉴别[J]. 陕西中医，2002，23(4)：359.
[3] 叶邦梅. 砂仁等6种姜科常用中药的性状鉴别[J]. 时珍国医国药，2007，18(4)：925.
[4] 吴向莉. 砂仁(阳春砂)与混用品益智仁的鉴别[J]. 北方药学，2005，2(3)：42-49.
[5] 王洪新，胡志昂. 植物的繁育系统、遗传结构和遗传多样性保护[J]. 生物多样性，1996，4(2)：92-96.
[6] 李庆军，许再富，夏永梅. 山姜属植物花柱卷曲性传粉机制的研究[J]. 植物学报，2001，43(4)：364-369.
[7] 王英强，张奠湘，陈忠毅. 益智传粉生物学的研究[J]. 植物生态学报，2005，29(4)：599-609.
[8] 朱文丽，刘小涛，莫饶，等. 益智的组织培养与快速繁殖[J]. 植物生理学通讯，2005，41(3)：335-336.
[9] 曾武. 益智分株繁殖育苗技术[J]. 中国林副特产，138(5)：49-50.
[10] 杨福孙，甘炳春，李榕涛，等. 野生抚育益智主要性状与产量的回归模型及相关分析[J]. 中国农学通报，2010，26(2)：272-276.
[11] 王姝，赵王桥，罗国坤，王莹. 组织培养技术在药用植物中的应用研究进展[J]. 贵州农业科学，2010，38(12)：26-29.
[12] 李庆芝，刘振伟，史秀娟. 组织培养在生姜上的应用[J]. 北方园艺，2011，(03)：201-203.
[13] 曹有龙，贾勇炯，陈放，等. 枸杞花药愈伤组织悬浮培养条件下胚状体发生与植株再生[J]. 云南植物研究，1999，21(3)：346-350.
[14] 傅经国，吴鸣建，赵天增，等. 植物组织(细胞)培养在中药有效成分合成中的应用[J]. 世界最新医学信息文摘，2004，3(2)：1056-1061.
[15] 赵春梅. 植物组织培养方法生产药用次生代谢产物研究进展[J]. 现代生物医学进展，2008，8(4)：790-795.
[16] 谢秀祯，郭勇. 植物培养生物转化系统在药物合成上的研究与应用[J]. 药物生物技术，10(6)：405-408.
[17] 葛淑俊，孟义江，李广敏，等. 我国药用植物遗传多样性研究进展[J]. 中草药，2006，37(10)：1584-1589.
[18] 陈贻竹，陈忠毅. 几种姜科植物光合作用的生态学研究[J]. 中国科学院华南植物研究所集刊，1991，7：99～105.
[19] 杨福孙，李榕涛，甘炳春，等. 野生抚育益智光合特性研究[J]. 中国中药杂志，2011，36(2)：123-126.
[20] 刘晓静，王文泉，郭凌飞，等. 益智ISSR-PCR反应体系建立与优化[J]. 生物技术，2008，18(3)：33-37.
[21] 陈忠毅，陈升振. 国产姜科植物的染色体计数初报[J]. 广西植物，1982，2(3)：153-157.
[22] 汤加勇，李青苗，杨瑞武，等. 6种郁金类药用植物的同工酶研究[J]. 中国中药杂志，2008，33(12)：1381-1386.
[23] 温海霞，蔡家利，邹姝妹. DNA分子标记在药用植物中的应用[J]. 细胞生物学杂志，2005，27：153-156.
[24] Bostein D, White RL, Skol nick M, et al. Construction of genetic linkage map in man using restriction fragment length polymorphisms, Am. J. Hum. Genet., 1993, 31: 314-318.
[25] 赵中秋，郑海雷，张春光. 分子标记的发展及其在植物研究中的应用[J]. 生命科学研究，2000，4(2)：68-74.
[26] 任爱农，秦民坚. 基于RAPD分子标记技术的中药材鉴定研究进展[J]. 中南药学，2008，6(3)：338-341.
[27] 肖哲丽，柳金凤. 分子标记技术在药用植物研究中的应用[J]. 中国农学通报，2011，27(05)：300-303.
[28] 肖小河，刘峰群，史成和，等. 国产姜黄属药用植物RAPD分析与分类鉴定[J]. 中草药，2000，31(3)：209-212.
[29] 王培训，黄丰，周联，等. 阳春砂与几种常见姜科伪充品的RAPD分析[J]. 中药材，2000，23(2)：71-74.
[30] Li G, Quiros CF. Sequence-related amplified polymorphism (SRAP), a new marker system based on a simple PCR reaction: its application to mapping and gene tagging in Brassica[J]. Theor Appl Genet, 2001, 103: 455.
[31] 李廷春，高正良，汤志顺. 丹参SRAP反应体系的建立与优化[J]. 生物学杂志，2008，25(1)：40-44.
[32] 高丽霞，刘念，黄邦海，等. 姜花属SRAP-PCR体系的优化与建立[J]. 广西植物，2008，28(5)：604-607.
[33] 高丽霞，胡秀，刘念，等. 中国姜花属基于SRAP分子标记的聚类分析[J]. 植物分类学报，2008，46(6)：899-905.

[34] 高丽霞，刘念，黄邦海，等. 姜花属 SRAP 分子标记连锁图谱构建[J]. 云南植物研究，2009，31(4)：317-325.
[35] Vos P, Hogers R, Bleeker M, et al. AFLP: a new technique for DNA fingerprinting[J]. Nucleic Acids Research, 1995, 23(21): 4407-4414.
[36] Pang YX, Wang WQ, Zhang YB, Yuan Y, Yu JB, Zhu M, Chen YY. Genetic diversity of the Chinese traditional herb Blumea balsamifera (Asteraceae) based on AFLP markers[J]. Genetics and Molecular Research, 2014, 13(2): 2718-2726.
[37] 高炳淼，潘坤，田建平，等. 南药益智 AFLP-PCR 体系的建立与优化[J]. 生物技术，2015，3(25)：251-255.
[38] Skinner DM, Beattie WG, Blattner FR, et al. The repeat sequence of a hermit crab satellite deoxyribonucleic acid is (-T-A-G-G)n-(-A-T-C-C)n [J]. Biochemistry, 1974, 13: 3930-3937.
[39] 杨妮，王建. 利用 SSR 分子标记初步分析广西莪术种质资源的遗传多样性[J]. 湖北农业科学，2015，54(10)：2408-2415.
[40] 邹颖. 益智姜科遗传多样性和遗传结构的研究[D]. 北京，中国科学院大学硕士学位论文，2013.
[41] Zhang X, Zhang F, Zhao H, Guan Z, Chen S, Jiang J, Fang W, Chen F. Comparative analysis of genetic diversity among species of Chrysanthemum and its related genera using inter-simple sequence repeat and sequence-related amplified polymorphism markers[J]. Genet Mol Res, 2014, 13(4): 8469-8479.
[42] 张忠廉，李学兰，杨春勇，等. 砂仁遗传多样性的 ISSR 分析[J]. 中草药，2011，42(3)：570-574.
[43] 刘颖嘉，黄宇，荣俊冬，等. 巴戟天遗传多样性的 ISSR 分析[J]. 福建林学院学报，2011，31(3)：203-206.
[44] 刘晓静. 益智自然种群的演化和遗传多样性评价[D]. 海口，海南大学硕士学位论文，2008.
[45] Li Y, Wang SH, Li ZQ, Jin CF, Liu MH. Genetic diversity and relationships among Chinese Eucommia ulmoides cultivars revealed by sequence-related amplified polymorphism, amplified fragment length polymorphism, and inter-simple sequence repeat markers[J]. Genet Mol Res, 2014, 13(4): 8704-8713.
[46] 赵志礼，徐珞珊，董辉，等. 核糖体 DNA ITS 区序列在植物分子系统学研究中的价值[J]. 植物资源与环境学报，2000，9(2)：50-54.
[47] 赵志礼，周开亚，王峥涛，等. 山姜属中药草豆蔻和益智 nrDNA ITS 区序列的测定[J]. 植物资源与环境学报，2000，9(3)：38-40.
[48] 高炳淼，潘坤，田建平，等. 南药益智 ITS-PCR 体系的建立与优化[J]. 基因组学与应用生物学，2015，34(5)：1061～1066.
[49] 刘红，邹童，张连华，等. 益智挥发油的气相指纹图谱的研究[J]. 安徽农业科学，2008，36(36)：15961-15962.
[50] 翟红莉，刘寿柏，蔡真金，等. 海南 4 个不同产地益智果实挥发油成分的 GC-MS 分析[J]. 广东农业科学，2013，19，83-86.
[51] Haiyan Wang, Xiaojing Liu, Mingfu Wen, et al. Analysis of the genetic diversity of natural populations of Alpinia oxyphylla Miquel using Inter-Simple Sequence Repeat Markers[J]. CROP SCIENCE, 2012, 52(4): 1767-1775.
[52] Jiang-Jie Lu, Hong-Yan Zhao, Na-Na Suo, et al. Genetic linkage maps of *Dendrobium moniliforme* and *D. officinale* based on EST-SSR, SRAP, ISSR and RAPD markers[J]. Scientia Horticulturae, 2012, 137: 1-10.
[53] Khadivi-Khub A, Soorni A. Comprehensive genetic discrimination of Leonurus cardiaca populations by AFLP, ISSR, RAPD and IRAP molecular markers[J]. Molecular Biology Reports, 2014, 41(6): 4007-4016.
[54] 张书芬，傅廷栋，马朝芝，等. 3 种分子标记分析油菜品种间的多态性效率比较[J]. 中国油料作物学报，2005，27(2)：19-23.
[55] 廖朝林，王华，廖璐婧，等. 分子标记在当归属植物遗传多样性研究中的应用[J]. 湖北农业科学，2009，48(10)：2598-5262.
[56] Lu JJ, Zhao HY, Suo NN, Wang S, Shen B, Wang HZ, Liu JJ. Genetic linkage maps of *Dendrobium moniliforme* and *D. officinale* based on EST-SSR, SRAP, ISSR and RAPD markers[J]. Scientia Horticulturae, 2012, 137: 1-10.

# 第四章 益智种植技术研究

## 第一节 益智自然资源分布

益智 A. oxyphylla 主要分布于北纬 25 度以南的热带和南亚热带地区，主产于海南省，在广东、广西、云南和福建亦有少量分布。

益智喜温暖，生长在年平均温度为 24～28℃，降雨量为 1700～2000 mm 地区。空气相对湿度为 80%～90%之间、土壤湿度在 25%～30%最适宜植株生长。益智是一种半阴植物，一般需要郁闭度为 40%～50%。要求土壤疏松、肥沃、排水良好、富含腐殖质的森林土、砂土或壤土。生于林下荫湿处或于林下荫湿处栽培。

海南省为益智的主要产区，国内 90%以上的益智产于海南省。主要分布于琼中、白沙、万宁、屯昌等海拔 250 m 以上的山区。

## 第二节 益智栽培种植技术研究

益智性喜阴凉，喜欢光照较少、且有高大乔木遮光、湿度较大、较阴暗的环境。主要分布于海南琼中、澄迈、陵水等市县，为海南道地药材。研究表明，道地药材的产出受地理环境、气候条件和土壤的影响。研究发现益智的粒重和所含的营养成分百粒重和所含的营养成分与产地所处的纬度、海拔高度环境条件相关密切。

### 一、产地对益智质量的影响[1-2]

益智所含的总糖、粗脂肪、蛋白质、总氨基酸量等营养物质和 10 余种矿质元素，可随着种类、产地的生态效应不同而异，见表 4-1。

表 4-1 不同产区益智果实化学组成、含量变化

| 产地 | 可溶性总糖 | | 粗脂肪 | | 脂肪酸 | | 蛋白质 | | 维生素 B1 | 维生素 B2 | 维生素 C | 维生素 E | 胡萝卜素 |
| --- | --- | --- | --- | --- | --- | --- | --- | --- | --- | --- | --- | --- | --- |
| | mg/g | % | mg/g | % | mg/g | % | mg/g | % | mg/100g | | | | |
| 琼山县红明场 | 428 | 42.8 | 60.9 | 6.1 | 835.8 | 84 | 78.9 | 7.9 | 0.007 | 0.139 | 2.09 | 1.44 | 0.39 |
| 屯昌县乌坡场 | 442 | 44.2 | 58.7 | 5.9 | 834.2 | 83 | 80.8 | 8.1 | 0.008 | 0.136 | 2.18 | 1.45 | 0.38 |
| 万宁县兴隆场 | 435 | 43.5 | 61.8 | 6.2 | 852.1 | 85 | 83.7 | 8.4 | 0.009 | 0.134 | 2.28 | 1.48 | 0.36 |

产地不同，益智植株生长发育、果形建成、果体递增及其性状分化都有程度较大的差异，见表 4-2。而株高叶面积每穗果数(座果率)、果粒重递增及其性状分化的数值与特点，总的趋势是兴隆＞乌坡＞红明。导致这种差异的主要原因是益智幼果灌浆的三月份，兴隆地区降雨量少，仅为 293 mm，占年降雨量 12.9% 日间天气晴朗(雨日减少 65.84 %)，光照充足，夜间风静雾多露水大，相对湿度达 85%以上，日夜温差大，白天在适当高温下，益智能充分利用光能进行光合作用，夜间温度较低，呼吸作用消耗养分少，有利于机体有机物的积累。因此兴隆地区的益智果实饱满且

重，果色浓绿，果肉厚，质地好，深受人们欢迎。

表 4-2 不同生长环境益智植株生长、果体形态、性状分化的动态比较

| 产地 | 地理位置(纬度) | 海拔高度与地势(m) | 地质 | 形态建成 | | | | 果体形态及大小 | | | | | | 果粒特点 |
|---|---|---|---|---|---|---|---|---|---|---|---|---|---|---|
| | | | | 株高(cm) | 节数(个) | 节间距(cm) | 叶面积/株(cm) | 座果率(%) | 果重(g) | 百粒重(g) | 百果递增量(g) | 纵径(cm) | 横径(cm) | |
| 琼山县红明场 | 19°38′~19°54′ | 50~120米台地，南高而北低 | 轻黏 | 118.4 | 14.0 | 7.9 | 209.7 | 59.2 | 1.64 | 165.0 | 102.5 | 1.81 | 1.31 | 果粒较小、色较深绿、肉薄质脆、果呈椭圆形、种仁中等。 |
| 屯昌县乌坡场 | 19°13′~19°25′ | 200~250米低丘陵岭脚 | 疏松 | 121.5 | 14.0 | 8.2 | 215.2 | 65.8 | 1.68 | 169.0 | 169.5 | 1.87 | 1.30 | 果粒较小、色浅绿、肉薄质脆、果呈圆形、种仁大。 |
| 万宁县兴隆场 | 18°44′ | 416米高丘陵山区 | 稍黏重 | 134.0 | 15.0 | 9.9 | 232.5 | 67.5 | 1.85 | 1.9 | 175.2 | 1.95 | 1.50 | 果粒大、色深绿、饱满、肉厚质韧、果长形、种仁小。 |

通过对益智不同生长环境的调查，对影响益智生长的土壤、气候和地理因子进行了总结。

(1) 土壤因子：野生家种益智适应性较广，粗生易长，对土壤要求不甚严格，最适于土壤腐殖质层深厚环境。一般在土壤肥沃、疏松，质地偏酸性的砂质壤土生长良好，但最忌干旱、易积水和瘦瘠的砂砾荒坡地(植株矮小、叶片稀疏且小窄至于海滩冲积地、盐碱地、沙地，也不宜种植益智。

(2) 气候因子：长期生长在"簸箕状"地形林间的益智，要求漫射光照，适宜气温(2~28℃)荫蔽度50%~60%条件下的低山、沟谷、山坑、溪边的热带季雨林或次生林间。光照对益智化学组成，含量变化也有明显影响。如植株果实发育期间，遇着低温，阴天(或弱光)的综合延续作用时，生育期会明显延迟，结实率和化学组成含量也随之降低；倘若抽穗前后和开花期间，产地光照不足，不仅降低植株光合作用，且会直接影响性细胞形成和开花授粉过程，进而影产(质)量的提高。

(3) 地理(纬度、海拔高度)因子：海拔高度和地(形)势差异悬殊，干湿季节分明，温差各有不同，对益智产量，化学组成及其含量均有影响。考证结果表明，地处海南北部纬度 19°38′~19°54′，海拔 50~120 m 的红明场试验区所产的益智百果重仅有 102.5 g；而种植在海南中部山区的乌坡场，纬度为 19°25′，海拔 250m 低丘陵地益智，百果重 169.5 g；种植在海南东南沿海的兴隆场，纬度 18°44′，海拔为 416m 的高丘陵山区益智，百果重 175.2 g。显示海拔对益智的产量具有显著的影响。

## 二、光照对益智生产的影响[3-4]

采用 Li-6400 型便携式光合作用测定仪测定不同处理条件下益智花芽分花期叶片净光合速率对光强、$CO_2$ 浓度的响应及光合生理特征参数。结果显示最大净光合速率($P_{max}$)，日均光合速率($P_n$)，表观量子效率(AQY)，表观羧化效率(CE)及光能利用率(LUE)，水分利用效率(WUE)均以透光率 17.4%~24.1%的野生抚育处理较大；超出此透光率均不利用益智光合能力提高(图 4-1)。

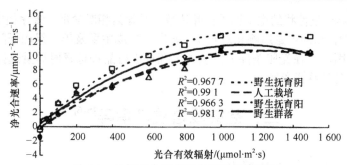

图 4-1 益智光合速率对光强的响应曲线

表 4-3 野生抚育对益智光合响应参数的影响

| 组别 | $P_{max}$/(μmol·m²·s) | AQY/(μmol·mol) | LCP/(μmol·m²·s) | LSP/(μmol·m²·s) |
|---|---|---|---|---|
| 野生群落 | 10.7 | 0.067 | 0.67 | 737.7 |
| 野生抚育阴 | 12.1 | 0.078 | 0.47 | 712.7 |
| 野生抚育阳 | 10.5 | 0.041 | 5.55 | 1162.1 |
| 人工栽培 | 10.3 | 0.048 | 16.80 | 1007.0 |

由表 4-3 可以看出，益智最大净光合速率及表观量子效率均以较荫蔽处野生抚育处理最高。与其他处理差异达显著水平，但显著地降低了其光饱和点及光补偿点，这可能与其长期适应弱光环境有关。从益智各处理的群落光合有效辐射可知，野生条件下益智以透光率 17.4%~24.1% 较适宜；结合 LCP 可知益智为喜阴植物。益智在透光率 24.1% 以上及 17.4% 以下的光照条件均不利于野生益智光合性能的提高。

为选育野生益智高产品种，杨福孙等人筛选了影响益智生产的主要性状指标。以不同光照条件下 7 年生野生抚育益智为材料，采用逐步回归，建立产量与各性状的最优线性回归方程。结果表明，不同光照条件下，单株结果数、单果鲜重在相关系数及通径系数等方面均表现出极显著相关，且明显高于其他性状。见表 4-4。

表 4-4 光照下益智各性状与产量间的相关系数

| | 叶片数 | 叶面积 | 叶绿素含量 | 茎粗 | 株高 | 果数 | 果序粗 | 果序长 | 鲜重 | 干重 |
|---|---|---|---|---|---|---|---|---|---|---|
| 叶片数 | 1.000 | 0.900** | 0.393 | 0.026 | 0.419 | 0.437* | 0.624** | −0.175 | 0.458** | 0.439* |
| 叶面积 | 0.900** | 1.000 | 0.434* | −0.003 | 0.383 | 0.659** | 0.771** | −0.299 | 0.499* | 0.56** |
| 叶绿素含量 | 0.393 | 0.434* | 1.000 | 0.327 | 0.014 | 0.324 | 0.515* | −0.052 | 0.514* | 0.451* |
| 茎粗 | 0.026 | −0.003 | 0.327 | 1.000 | 0.076 | 0.103 | 0.223 | 0.205 | 0.343 | 0.370 |
| 株高 | 0.419 | 0.383 | 0.014 | 0.076 | 1.000 | −0.034 | 0.290 | −0.030 | 0.527* | 0.020 |
| 果数 | 0.437* | 0.659** | 0.324 | 0.103 | −0.034 | 1.000 | 0.493* | −0.263 | 0.168 | 0.838** |
| 果序粗 | 0.624** | 0.771** | 0.515* | 0.223 | 0.290 | 0.493* | 1.000 | −0.550** | 0.583** | 0.437* |
| 果序长 | −0.175 | −0.299 | −0.052 | 0.205 | −0.030 | −0.263 | −0.550** | 1.000 | −0.061 | −0.008 |
| 鲜重 | 0.458** | 0.499* | 0.514* | 0.343 | 0.527* | 0.168 | 0.583** | −0.061 | 1.000 | 0.472* |
| 干重 | 0.439* | 0.56** | 0.451* | 0.370 | 0.020 | 0.838** | 0.437* | −0.008 | 0.472* | 1.000 |

\*相关显著水平 0.05；\*\*相关显著水平 0.01

光照条件下各性状（除茎粗、株高及果序长度外）对干重存在显著或极显著正相关，相关程度为单株果数＞叶面积＞单果鲜重＞叶绿素含量＞叶片数＞果序粗度。表明野生抚育光照条件下，果数及叶面积是影响产量性状的主要因子；叶片数、叶绿素相对含量、果序粗度是影响产量性状的第二级因素，其他性状对产量影响相对较小。在产量构成主要及第二级因子间两两多显现显著或极显著正相关。因此，在光照条件下野生人工抚育进行品种选育时尽量选择各性状较大的组合，从而提高野生抚育益智产量。

## 三、益智栽培技术指导[5-6]

### （一）益智标准生产技术规程[7]

为加快中国"南药硅谷"建设进程，推进南药现代化科技产业基地建设，现特制定益智栽培相关技术标准，要求在益智种植过程中，要实施科学的施肥和合理地使用农药，各类调节剂，推广应用病虫害综合防治技术，把各种有毒有害物残留量控制在允许的范围内，使上市的益智果实符合国家规定的有关标准。同时，南药科技产业要不断地改善农业生态环境，减轻污染，促进高产、优质、高效的商品生产发展。根据国家及海南省有关法律法规和标准，制订本规程。

**1. 范围** 本标准规定了益智标准生产的育苗技术、移栽定植技术、田间管理、病虫、草害防治、留种技术、采收等生产技术。本标准适用于万宁市乃至海南省范围益智产业区的生产。

**2. 规范性引用文件** GB4285 农药安全使用标准。
GB/T8321（所有部分）农药合理使用准则。

**3. 育苗、移栽技术**

(1)育苗技术

1)选择育苗地：育苗地宜选择坐北朝南，向东背西，土壤疏松、肥沃，排灌方便的沙壤土。经过精耕细耙，施足基肥后沟起畦，畦宽 1~1.2m，长视地形而定，一般 2~3m，深约 1 厘米，畦面要平整，土要均匀细碎。

如果没有一定荫蔽，则要搭设荫棚，荫蔽度 60%~70%。荫棚高 1.5m，宽 4~5m，即起码能横跨三畦以上的面积，长视苗床而定，这样便于播种、培育管理。

2)育苗方法：益智育苗可用种子繁殖和分株繁殖两种。

A. 种子繁殖

a.催芽。益智种皮坚硬，含有蜡质，如不作催芽处理，直接播种需经 1 个月以上才能陆续发芽出土，很不整齐，不便管理。这时杂草生长很快，不除草影响幼苗生长，除草又会把幼苗扯出土面，影响生长。所以播种前必须催芽，可使出苗快而整齐。

益智种子萌发喜较高的温度。在昼夜温差 7.1℃，日平均温度 26.6℃条件下，20 天左右开始发芽，30 天左右进入发芽盛期，发芽期可延续半年；在苗床日均温度 23.3~31.8℃时播种，24~28 天即可出苗；采用湿沙贮藏的种子，因胚处于萌动状态，手足出苗快且整齐。

种子萌发需昼夜变温条件。在室处树阴下的沙中催芽，昼夜温差平均 7.1℃，33 天后发芽率为 38.3%，半年后发芽率达 63.0%；在室内沙中催芽，昼夜温差平均 1.1℃，至半年止全部未出芽；在阳光下催芽，由于烈日照射使沙易干燥，不能保证发芽的水分条件，发芽率低。故在有昼夜变温、能保湿的遮阴条件下催芽最为适宜。

光对益智种子发芽影响不明显，催芽后 81 天，在黑暗条件下的发芽率为 47.0%，见光条件下的发芽率为 54.3%。

所以，益智催芽的最佳方法是：播种前把种子浸于冷水中 1~2h，然后放入 40℃左右温水中浸 30min，取出后再用冷水浸 20~24h，让它吸饱水；然后取出种子铺在沙床上催芽。沙床用砖围成，内放 3 厘米厚的干净河沙，有条件时，可在沙床上先铺一层尼龙窗纱，保持湿润；最好控制日温差 7.1℃，日益温 26.6℃；经 10~15 天，种子便开始萌动，当出现白色小根点时便可将萌动的种子取出，播于苗床上；每隔 2~3 天检查 1 次沙床，将其上萌动的种子取出播种，重复直到完毕。用沙床催芽的好处是：沙透气透水性良好，干湿度容易控制，种子不易染病霉烂，有利于种子发芽。但所用的沙一定要经过消毒。

b. 播种。播种按行距15cm开浅沟，株距4~5厘米播种1粒，播后覆土约1cm厚（或沤制过的土杂肥），然后用稻草覆盖畦面，淋水保湿。盖草好处是：避免受阳光直照和雨水冲击影响种子发芽、生长。

c. 揭草。播后7~10天，种子开始发芽出土，13~16天达到高峰，20天左右基本出齐，这时应及时把草揭去，放在行间，搭防雨荫棚，避免阳光直照和雨水冲击。如果揭草不及时，容易形成高脚苗。

d. 施肥。苗期要经常除草松土，勤施、薄施追肥。当幼苗长出2~3片叶时，要进行施肥，以2%水淋在苗的行间。此后，每隔10~15天施肥1次，浓度可逐次加大。施肥时肥液不能洒在嫩叶上，以防遇高温、烈日而被灼伤。如果肥力不足，幼苗会因营养不足，枝叶枯黄，分蘖慢，生长衰退。

e. 间苗移苗。当幼长出5~6片叶时，按株行距10cm×12cm间苗移苗。这时如果幼苗拥挤，尤其是播种较密、出苗率高的地块，要进行间密补稀工作，调整稀密。这项工作宜在雨后的傍晚进行，用小竹签把密苗挑出来，移在空缺地方，既可提高出苗率，又能促进生长。

f. 病虫害防治。在高温高湿季节，可喷洒1~2次1:2；12~150波尔多液，或50%多菌灵800~1000倍液预防。

g. 种苗出圃。育苗7~8个月后，苗高可达25厘米以上，分蘖芽通常有3~5个，多的达到7~8h，便要及时出圃定植。

B. 分株繁殖

a. 采挖分株苗。选择1~2年生的健壮、无病虫害、茎粗壮、叶浓绿、尚未开花结果的分蘖苗采挖；采挖种苗时应把地下茎及连带的新芽从母株上分离出来，切勿伤断根状茎和笋芽，适当修剪叶片和进长的老根，新芽一定要整个留着。

b. 移植季节。在6~8月采收果实后，抓住雨季期间的阴雨天或晴天的早晚进行。这样既不会影响当年产量，又可以缩短收获时间。

c. 移植方法。每穴栽植4~5株，栽植深度不宜过深或进浅，应略深于原来生长的深度的痕迹，覆土不可过深，以免影响植株分蘖。种后要压实土壤，淋足定根水，再覆一层松土。

(2) 移栽定植

1) 定植地选择：益智的种植地最好选择在15°~25°的缓坡地为好，以利于灌溉和排水。益智在种植前的2~3个月，应把地整好，并开好排水沟。

如果是在山地种植，则要把种植地下层的小灌木及杂草清除干净，上层小乔木、大乔木保留作荫蔽树；如果是在平原地区种植，最好选择经济林、果木林、杂木林或橡胶林下种，在行间适当犁耙整地。选择667m²以下小块地种植，既方便人工除草、施肥和培土等管理工作，又有利于昆虫授粉活动。大块地（0.27~0.33公顷）种植，易导致益智地块中央闷热、通风透气不良，从而引起植株倒伏、烂果等状况。

2) 定植时间：种植分春植（2~3月）和秋植（7~8月），海南因春夏多干旱，以秋植为好。

采用分株繁殖的不宜春植，因为春季正是益智开花结果时期，这时分株影响当年产量，故分株繁殖以秋植为好。栽植最好选择雨后晴天进行。

3) 定植方法：分株繁殖的种苗，其直立茎只留30cm左右高，把上部茎叶全部砍去。定期的株行距2m×1.5m或2m×2m，植穴长宽各35~40cm，深30cm。施足充分腐熟有机肥，分株繁殖第穴可种4~5株（丛）。每丛少于3个分蘖，可两丛并植一穴，不宜植得过深，把根状茎埋入3cm即可。种植时，要把苗的根状茎按水平走向摆平，轻轻压紧，再覆土压实，穴面要平整。浇足定根水，使土壤与根密接即可。种植后如遇天干，应及时淋水保苗，以利成活。

4) 种植密度：每667m²植200~220丛。

### 4. 田间管理

(1) 灌溉与排水：益智种植后，必须保持土壤湿润，在干旱季节要适当淋水，尤其是花果期，如遇干旱，若不及时抗旱，将会影响花果的生长发育，导致落花落果，影响产量。最好引水灌溉，或者挑水淋蔸，或者进行喷灌，保证湿度，林间相对湿度应稳定在 80%以上。连降大雨、暴雨，则要及时排水，否则也会导致落花落果，影响产量。

(2) 除草与松土：6～7月果实采收后，以及11～12月花芽分化、孕育期间，应及时松土、除草。松土宜浅，同时不宜靠近植丛。以防损伤根状茎和嫩芽，植以周围的杂草用手连根拔除。

(3) 修剪割苗：一般情况下，益智植株生长出 20 片后便可开花结果，结果后植株就会慢慢枯死。这时就要及早割除已结过果实的分蘖株以及一些老、弱、病、残植株和过密植株，减少养分消耗，促进新芽生长，增加能开花结果的植株。

另外，还要剪去 3～7 月萌生的新茎叶，因这些枝叶不可能在当年冬季或翌年春季开花结果，而在不到后年的开花季节就早已枝老叶黄，枯萎死亡。

生产实践证明，合理割苗，改善了益智的生长条件，通风透光良好，减少病虫危害，营养和水分得到保证，能提高产量。

(4) 培土与施肥：一般可在除草松土后进行。植后第 1 年为了促进植株多分蘖，应多施氮肥；第 2 年为促进开花结果，应以磷钾肥为主；第 3 年进入开花结果期，6～7月施催芽壮株肥，当年12月至翌年 1 月施有机肥与磷钾混合肥，以促进花芽分化及花的形成与发育。

开花结果期的成年植株，每年也需施肥 2 次，6～7月松土除草后，在每丛植株周围施复合肥 100 g，越冬前每丛植株施腐熟的农家肥等 10 kg 加复合肥 100 g，以提高其抗寒能力、促进花芽分化。施肥还要结合培土，把周围的表土肥泥覆于植株周围，可以保护根状茎和笋芽的生长。

凡是有条件的地方，可喷多效生长素，植株孕穗至花前，喷施 2003～3000 倍植物多效生长素，每 15 天 1 次，施 2～3 次，坐果后再喷一次，效果更好。

(5) 保果：在花苞开放期，于下午或傍晚喷射 0.5%硼酸溶液或 3%过磷酸钙溶液，能提高其结实率和结果数。

(6) 间种：经调查，橡胶林下间种益智是成功的，是发展立体胶林、药的一项行为之有效的途径；也是成本低、见效快、以短养长的积极措施。

1) 严格选地：选择荫蔽度 60%～80%的橡胶林、防护林下，相对湿度 75%～80%，疏松、肥沃、湿润的土壤。尤其是幼、老胶林，幼龄防护林下间种更佳。

2) 合理规划和整地：要根据橡胶林段坡度而定，胶园坡度 20°以下，益智距上坡橡胶林行距 2.5 m，下坡行距 3 m。在定植前半个月，按种植行距进行带状或块状整地，然后按株行距 1m×2m 挖穴，穴宽 40 cm、深 30 cm。

3) 合理种植：每穴下施有机肥 5 kg 左右。春秋两季种植均可，种子繁殖以春植为好，为株繁殖宜秋植。在橡胶林下或防护林下间种益智宜在二龄期，如果与橡胶、防护林同年种植，则宜在春季种植山毛豆荫蔽，秋季再种益智。种苗应挑选健壮、无病虫植株，有 3～5 条分蘖苗才能定植。种后的培育管理与上面相同。

在橡胶林下间种益智，改善了胶树生长环境，增加林间荫蔽度和地表覆盖，提高了林间相对湿度，并降低地表温度，防止水土流失。同时，益智收果后割除的枝叶每 667 $m^2$ 达 300～350kg，可以进行埋青，提高土壤肥力。同时橡胶与益智充分利用光能和地力，从而达到橡胶和益智双丰收。据南林农场调查，平均每 667 $m^2$ 橡胶产量间种的比不间种的净增 39.5%。橡胶、益智间种，维护了生态平衡，使土壤资源和气象资源均得到发挥和利用。益智是荫蔽植物，需漫射光，而橡胶则需直射光；益智开花结果期刚好是橡胶落叶萌芽期，极有利于益智提高结果、产量；间种益智后，减少了吸肥性强的二苕草的危害，同时可以防止地表径流和阻拦落叶，增加土壤肥力。橡胶深根，而益智浅根，土壤中水分、营养被充分利用，不产生矛盾。

**5. 要病、虫、草害防治**

(1) 病虫害

1) 叶病

A. 发生原因及症状：益智苗期易罹此病，成龄植株很少发病。

发病原因主要是土壤湿度大或连续雨天所致。气候长期潮湿，此病会迅速蔓延。发病部位主要在嫩叶，病斑淡绿色，烫伤状，以后转为棕褐色枯萎。

B. 防治方法

a. 农业防治。发病初期及时剪去病叶，严重时拔去植株。

清除沟内杂物，及时疏通、排除积水；阴天和晴天早晚把荫棚揭开，增加通风和光照，加速水分蒸发、提高抗病性。

幼苗不能播得过密。

b. 药剂防治。可用 1:1:100 波尔多液或 0.2~0.5 波美度石硫合剂喷洒，可以控制病害的发展。每隔 7~10 天 1 次，连续 2~3 次。

2) 根腐病

A. 发生原因及症状：此病主要危害幼苗，成龄植株很少发病。发病原因与烂叶病相似。发病部位在根茎基部，根茎基部腐烂。高温高湿条件下，危害甚烈，幼苗成片死亡。

B. 防治方法

a. 农业防治。改善通车透光条件，及时开沟排水，适当增加光照，提高植株的抗病性，减少病害。

发病初期，拔除病株，撒上石灰消毒杀菌，控制病菌传播。

b. 药剂防治。可用 1%硫酸铜液进行土壤消毒，叶面喷洒 1:1:120 波尔多液，交替喷洒甲霜灵 500 倍液加 25%多菌灵河湿性粉剂 500 倍液防治，每隔 7~10 天 1 次，连续 2~3 次。

3) 日烧病

A. 发生原因及症状：由于益智的叶表面细嫩，凡是荫蔽度较差，或氮肥施用过多的植株，一旦受到强光照射就会引起日烧病。产生日烧病的条件：一是荫蔽差，平原地区在种植前没有种好荫蔽树；二是在山坡种植益智，把原来的林木砍得过多，或者全部砍掉；三是选择阴雨天种植后未淋水，或干旱没有淋足定根水，或栽后降水少，遇上烈日暴晒，又未及时淋水，日烧病便严重发生。据调查，在高大林木进行自然更新期间，荫蔽度达不到 80%的地块，野生益智日烧病发病率为 0.5%~1%；人工栽培的益智，如果荫蔽度较差，日烧病极为普遍，发病率 20%~30%，严重的达 70%~90%。叶片脱水萎蔫，嫩心芽枯焦，直到植株枯死。

B. 防治方法：主要为农业防治。

a. 四周种植速生植物，如木豆、山毛豆、玫瑰茄、野毛豆、木薯等，作为短期荫蔽。具体方法如：在益智植株的东西两面 30 cm 处种 1~2 株木豆等。

b. 补种速生乔木作荫蔽树，如苦楝等。

c. 可在植株周围种上飞机草，遮挡东西方向强烈的阳光照射，同时飞机草可作为绿肥翻埋，增加有机质、改善土壤质地、提高蓄水保水能力、促进益智的生长、增强对病害的抵抗性。

d. 搞好排灌设施，在干旱季节引水或抽水浇灌，使土壤保持湿润，以减少发病。

4) 立枯病

A. 发生原因及症状：病菌以菌丝和菌核在病株及其残体上越冬，并可在土壤中存活 2~3 年；在适宜条件下，菌核萌发长出菌丝，从气孔或直接侵入寄主危害。病菌通过雨水、流水、农具以及使用带菌堆肥等传播蔓延。播种过密，光照、通气不良，床土过湿有利于此病害发生；气温较高(28~30℃)，雨水多的气候条件也易引起此病害流行。本病是益智苗圃的毁灭性病害。受害幼苗叶片或叶鞘初期出现红褐色近圆形小斑点，直径 2~5 mm；继而病斑不断扩大形成不规则形的褐色大斑块，斑块背面略呈灰绿色云纹状；最后，病斑蔓及全叶及所有叶片，直至整株变褐枯死，枯叶下垂呈立枯症状。在高湿条件下，枯叶上产生很多颗粒状小菌核，菌核初为白色，后变褐色，并与周围菌丝相连。在重病区，发病率可达 90%，死亡率达 35%以上。

B. 防治方法

a. 农业的防治。苗床应设在地势较高、排水良好的地方，如沿用旧苗床，播种前要进行床上消毒，肥料要腐熟，播种要均匀，不宜过密。床上消毒方法：在播种前 2~3 周，翻松床土后浇 40%甲醛溶液 100 倍液，每平方米浇 5kg，然后覆盖塑料薄膜闷 4~5 天后去膜，隔 10~15 天后播种。苗床浇水不宜过多，避免床土过湿；冬季做好保温工作，防止冷风或低温侵袭，避免幼苗受冻。

b. 药剂防治。发病初期，对病株周围的土壤浇 5%石灰水或对病株喷射 50%多菌灵可湿性粉剂 1000 倍液或 1%波尔多液。拔除重病株后，在其周围撒施石灰粉或喷射瑞毒霉 1000 倍液。

5) 轮纹叶枯病

A. 发生原因及症状：该疾病菌以菌丝或分生孢子盘在病株及其残体组织上越冬，次年春天当环境条件适宜时，病菌产生分生孢子，借风雨传播，主要从伤口侵入寄主引起发病。高温多雨季节有利于该病害的扩展蔓延，常年荫湿或排水不良的地方发病尤重；管理粗放、日晒严重、植株长势差也易发病。本病为益智重要病害之一。从幼苗期至结果期均受侵染。主要症状：老叶先发病。病菌多从叶尖、叶缘侵入。病斑大，不规则形，边缘红褐色，中央灰褐色，其上有明显的、深浅褐色相间的、波浪状的同心轮纹及散生大量小黑粒(病菌的分生孢子盘)，病斑外圈有明显的黄晕。在适宜条件下，病斑不断扩大，占叶面积的 1/3~1/2。重病株因大部分病叶变褐枯死而濒于死亡。

B. 防治方法

a. 农业防治。加强管理，施足肥料，排除积水，清除落叶，适当遮阴。

b. 药剂防治。喷射 1%波尔多液或 75%百菌清可湿性粉剂防治。

6) 根结线虫病

A. 发生原因及症状：该病是由于植物感染了根结线虫而引起的。病原线虫主要以卵随根在土壤中越冬，次年在适宜条件下，幼虫陆续孵出并侵入寄主幼根，引起根组织过度生长而形成根瘤。幼虫在根瘤内生长发育，经过多次蜕皮而发育成虫。雌虫成熟后产卵，卵集聚于胶质的卵囊中，卵囊一端露出根瘤外，卵在囊内发育形成一龄幼虫，蜕皮一次后破卵而出成为二龄幼虫并侵入寄主。幼虫借劳动工具、人畜、地面流水为媒介作近距离的传播，并可借病苗、病土做远距离传播。连作地发病较重，而多年轮作或水旱轮作发病较轻，在沙性大、肥力差、保水力弱、通气良好的沙壤土上发病较重，而在通气不良的黏重土上发病较轻。此病是益智苗圃的主要病害之一。1985 年，在华南热带作物研究院试验场五队的益智苗圃首次发现此病，发病率达 98%，重病株生长衰弱、矮小，严重影响幼苗生长。

主要症状：主要危害幼苗根部。病原线虫侵入根部后，刺激根组织过度生长，形成很多大小不等、形状不规则的瘤状虫瘿(根瘤)。虫瘿初为白色，后变浅褐色，单生或连接成串珠状。剖开虫瘿，肉眼可见到乳白色小颗粒(即雌虫)。重病株矮小，叶色褪绿，叶缘卷曲，无光泽，呈失水缺肥状态，终至死亡。

B. 防治方法：

a. 农业措施。选种无病苗；实行轮作；播种前翻土曝晒，清除病根，铲除苗圃内外杂草，施用净肥，以杜绝侵染来源。

b. 药剂防治。播种前 10 天，每 667 m² 施用 80%二溴氯丙烷乳剂 3 kg 对水 100 kg，开沟施药，沟深 13 cm，沟距 26~34 cm，施药后覆生。

(2) 虫害

1) 益智弄蝶：益智弄蝶俗名叫"苞叶虫"，是危害益智的一种害虫，也危害砂仁、姜等其他药材。成虫体长 16~18 mm，体及翅均黑褐色，胸部具黄褐色绒毛，触角末端钩状，前翅有 4 个乳黄斑，后翅有并列的乳黄斑。幼虫初孵时淡黄色，头大、黑色，成熟后呈黄绿色。

A. 危害症状：益智弄蝶幼虫危害叶片，先将叶片做成卷筒状的叶苞，后在叶苞中取食，使叶片呈缺刻或孔洞状。

B. 防治方法：人工摘除虫苞或用手捏杀；幼虫发生期可用 90%美曲膦酯(1∶800～1∶1000倍液)或 80%敌敌畏(1∶1500～1∶2000 倍液)喷雾防治。每隔 5～7 天 1 次，连续 2～3 次。

2) 益智秆蝇：益智秆蝇，俗名又叫"蛀心虫"，是危害益智导致枯心的一种秆蝇。

A. 危害症状：成虫把卵散产于益智的叶片或叶鞘附近。幼虫孵化不久，即从叶鞘侵入取食，把心叶吸吮成烂伤状，心叶被害后再转移到其他植株继续危害，受害益智形成枯心。定植 2～3 年的益智被害较重，被害率达 20%～30%。

B. 防治方法：在幼虫发生期施用 90%美曲膦酯 1∶800～1∶1000 倍液。

3) 其他虫害：危害益智的虫害，还有地老虎、大蟋蟀等，他们咬食幼苗，甚至花苞、花朵和幼果；稻苞虫、蝗虫和金龟子危害叶片。防治方法一般是采用毒饵诱杀或人工捕捉，主要有：

A. 潜所诱杀。每 667 m² 地挖 3～4 个土坑，规格为 0.4m×0.4m×0.5m，坑内放进鸡屎、牛粪等，上面盖草，以引诱大蟋蟀成虫和若虫前来取食，次日早晨进行捕杀。

B. 毒饵诱杀。将米糠、花生饼炒香，再拌 90%晶体美曲膦酯(10kg 为米糠、花生饼，加入 90% 固体美曲膦酯 0.1 kg)，先把美曲膦酯用少量开水溶解，然后混入米糠、花生饼中拌匀，每 667 m² 放药饵 0.1 kg，傍晚撒在危害严重的地段。但雨天不宜放药。

(3) 草害：杂草的种类及防除可参见本书"高良姜规范化栽培技术"的有关内容。

**6. 留种技术**

(1) 种子

1) 采种及种子处理：益智果实于 5～6 月成熟，要选择穗长、果大、果多、味浓辣的植株作为留种母株，从中选取果粒饱满、果色金黄、无病虫害的鲜果作种用。留种用果一定要充分成熟，比药用果要迟摘。

果实采回后，需堆沤 3～5 天，然后剥去果皮，将种子与细沙和草木灰(细沙：草木灰为 7∶3)混匀，并加适量水，用手轻轻搓揉，直至把果肉擦净，然后用清水漂去果肉，除去杂质、劣种、瘪种，取沉底种子，洗净，适当晒干，不宜过分干燥。一般每 10 kg 鲜果可得种子 1.5 kg 左右。

2) 种子保存技术：据研究发现，以 7℃低温贮藏能保持较高的发芽率，贮藏 9 个月发芽率仍高达 67.3%；采后未贮藏即催芽的种子发芽率为 63%，而室温袋装和瓶装贮藏 9 个月皆丧失发芽力；置潮湿空气中贮藏 9 个月，发芽率降至 27.0%，干燥器内贮藏 9 个月，发芽率降至 7%。采用潮沙贮藏也可较好地保持种子的生种力。但用潮沙贮藏时，不宜放在低温的环境下，低温会对萌动状态的胚产生伤害。种子切忌太阳曝晒，否则发芽率很低。据试验，晒干后的种子贮放 8 天播种，发芽率只有 10%。

(2) 分株苗：选 1～2 年生健壮、无病虫害、尚未开花结果的茎粗壮、叶浓绿的分蘖苗作种苗(或用野生植株移植)。

**7. 采收**

(1) 采收时间：益智种后三年便可开花结果，头二三年产量略低，亩产鲜果 100 kg 左右，第 5 年进入盛产期，有 20～30 年的经济寿命。亩产鲜果可达 300 kg 以上。在一般情况下，6 月中下旬，当果实果皮上的茸毛褪尽，果皮由青色变为黄褐色，果肉带甜，种子辛辣、芳香时，即成熟。这时收获，不仅产量高，而且质量最佳。每百千克鲜果可晒干果 30～33 kg。而 4～5 月收摘，则产量低、药效差，每百千克鲜果晒干果 20kg 左右，甚至更低，质量也差。

(2) 采收方法：选择晴天，将整个果穗剪下，除去果柄，运回加工。

(二) 益智林下栽培技术规程[8]

在充分调查益智生长习性和栽培技术的条件下，海南省热带药用植物研究开发重点实验室制订了益智林下栽培技术指导，如下：

### 1. 土壤

(1) 地的土壤条件

1) 环境条件：选择常风较小(以年平均风速不大于 3 m/s 为宜)、年平均气温不低于 21℃，年降雨量不低于 1300 mm 的地区建园，灌溉水和空气质量符合 NY 5023 的规定为佳。

2) 土壤条件：土壤肥沃、疏松湿润、排水良好、富含腐殖质的森林土、红壤土或沙质壤土，土壤 pH4.0～6.5。最好能符合 GB 15618 土壤环境质量标准规定的二级标准。

3) 立地条件：一般选择具有一定荫蔽条件(一般需要荫蔽度为 40%～60%)的河沟边、溪旁、山谷或坡度在 25°以下的山林地带。在橡胶林、松树林下间种更佳。

(2) 规划设计

1) 园区面积：益智园每区块面积以不多于 5 亩为宜，有利于管理和防病。以长方形为主。

2) 道路系统：道路设干道和田间小道。干道设在园区侧旁或中间，宽 2～4 m，与园外道路相连；田间小道宽 1 m，与干道相连。

3) 排灌系统：排水系统由环园大沟、园内纵沟和垄沟或梯田内壁小沟互相连通组成。环园大沟一般距防护林约 2 m，距益智植株约 1.5 m，沟宽 50 cm，深 40～60 cm；园内设主排水沟和行间排水沟，主排水沟宽 40 cm、深 30～40 cm，行间排水沟宽 40～60 cm、深 10～20 cm。如附近有水源，最好做引水沟，以方便引水灌溉；有条件的可设置喷灌或滴灌系统；也可挑水淋蔸。

### 2. 整地

(1) 整地：如果是山地栽培，需将园地杂草、小灌木、石头等杂物清理干净，小乔木和大乔木保留，最好按带状整地。如果是在平地栽培，最好选择果木林、防护林、橡胶林或杂木林下间种，在行间适当犁耙整地；或者在园区栽种一些荫蔽林，再进行间种。可适当深翻土地，翻地深度在 30～50 cm。一般在定植前 0.5～2 个月整地。

(2) 挖穴与施基肥：挖穴应在定植前半个月进行，挖穴时，应将表土、底土分开放置，曝晒 10～20 天后回土。先将表土回到穴的 1/3，然后每穴将牛粪 5 kg 或商品有机肥 1 kg、0.25～0.5 kg 钙镁磷肥与土充分混匀回穴踏紧，再继续填入表土，做成比地面稍高一点的土堆，以备定植。

### 3. 种植

(1) 定植季节：分春植(2～3 月)和秋植(8～9 月)，以秋植为好。春植以种子繁殖的种苗为宜，秋植以分株繁殖的种苗为好。定植最好选择雨后晴天或傍晚进行。

(2) 定植规格与密度：定植的株行距 2 m×1.5 m 或 2 m×2 m，植穴长宽各 35～40 cm，深 30 cm。植穴应距上坡林木 2.5 m 左右，距下坡行距 3 m。每亩可栽培 200～220 丛。

(3) 定植材料：有两种种苗可用，春植时用种子繁殖的种苗为宜，秋植时用分株繁殖的为宜。种苗要符合海南地方标准 DB460004/T4-2015 益智种苗质量的要求。

(4) 定植方法：种苗定植时，选择 1～2 年生的壮健无病、未开花结果的分蘖株移植，勿伤根状茎，适当修剪叶片和过长的老根，新芽整个留着，每穴栽 4～5 株，种植深度略高于原来生长的痕迹，覆土不宜过深，约 7 cm 即可，压实穴土，10 天内每天淋定根水。种子苗一丛如不足 3 个芽的可 2 丛并种 1 穴。栽种不宜过深，覆土后轻压与穴面平即可。淋足定根水。

### 4. 土肥水管理

(1) 土壤管理：松土和除草要相结合。一年进行两次除草和松土，一次是在 6～7 月份果实采收后，第二次是在 11～12 月份花芽分化期间，应及时松土、除草。松土不宜过深，也不宜靠近植丛，植丛周围的杂草最好用手连根拔除。除草和松土时注意不要损伤根状茎和嫩芽。

(2) 灌溉与排水：益智栽培后，必须保持土壤湿润，在干旱季节要适当淋水，最好引水灌溉，或者挑水淋蔸，或者进行喷灌，保证湿度，林间相对湿度应稳定在 80%以上。连降大雨、暴雨，则要及时排水。

(3) 施肥：贯彻勤施、薄施的原则，施用有机肥为主，少施化肥，不宜长期单一施用化肥。允许使用的有机肥和化肥应符合 NY/T 394 的要求。

施肥时期、施肥方法及施肥量如下：

A. 益智植后

第 1 年：为了促进植株多分蘖，以施氮肥为主，每丛年施有机肥 5 kg。

第 2 年：为促进开花结果，以施磷钾肥为主，每丛施有机肥 5 kg、过磷酸钙 0.3～0.4 kg、氯化钾 0.05～0.1 kg，还可在 3～4 月份此时花期结束，加施一次壮果肥(每丛植株周围施高钾复合肥 50 g、氨基酸 50 g、羊粪 50 g、过磷酸钙 50 g)。

第 3 年：益智进入开花结果期的成年植株，今后每年按以下方法进行施肥。

B. 开花结果期的成年植株，每年也需施肥 3 次。

第一次：在 3 月份施一次壮果肥，即每丛植株周围施高钾复合肥 50 g、氨基酸 50 g、羊粪 50 g、过磷酸钙 50 g。

第二次：6～7 月份果实采收结束后，施一次氮磷钾三元素平衡复合肥，最好在修剪割苗和松土除草后进行施肥。结合培土每丛周围施用羊粪 100 g、高钾复合肥 100 g。

第三次：10 月份进行一次越冬前每丛植株施腐熟的农家肥等 10 kg，加高钾复合肥 50 g、氨基酸 50 g 和过磷酸钙 50 g，提高其抗寒能力、促进花芽分化。

施肥还要结合培土，把周围的表土肥泥覆于植株周围，可以保护根状茎和笋芽的生长。

除了在益智根部施肥外还要在叶面喷施植物生长素叶面肥。可以和其他农药混合喷施，爱多收 3800 倍或细胞分裂素 800 倍。

**5. 树体(抚育)管理**

(1) 定植后淋水：定植后连续淋水 10 天，之后每隔 1～2 天淋水 1 次，保持土壤湿润，晴天多淋，阴天少淋，雨天积水时还要注意及时排水。

(2) 查苗补苗：定植后 20 天全面检查种苗成活情况，及时查苗、补种。

(3) 植株修整：一般情况下，益智植株生长出 20 多片叶后便可开花结果，结果后植株就会慢慢枯死，这时就要在果实采收完后及时割除已结过果实的分蘖株以及一些老、弱、病、残植株和过密植株，减少养分消耗，促进新芽生长，增加能开花结果的植株。剪去 3～7 月萌生的新芽。益智收果后割除的枝叶，可以进行埋青，提高土壤肥力。

(4) 保果：盛花期，在下午或傍晚喷射 0.5%硼酸或 3%过磷酸钙溶液，能提高其稔实率和结果数。如有条件的地方，在植株孕穗至花前，喷施 1：2000～1：3000 倍多效唑 15%(可湿性粉剂)，每 15 天 1 次，施 2～3 次，坐果后再喷一次。

(5) 荫蔽树管理：开花结果前的幼龄阶段，橡胶林、果木林或杂木林等荫蔽树下可种植木豆、山毛豆、木薯、苦楝等速生植物，或在植株旁插上荫蔽物，使其荫蔽度达到 70%～80%；成龄后荫蔽度则 50%～60%为宜，则需要砍掉荫蔽树枝叶及额外种植的山毛豆等作物。一年四季不同时期，对荫蔽要求也不同，冬季保温防霜，荫蔽度宜大些，春夏花果期，荫蔽宜小些。

**6. 主要病虫害防治**

(1) 主要病害种类：主要病害有烂叶病、根腐病、日烧病、立枯病、根结线虫病、轮纹叶枯病、轮纹褐斑病及炭疽病等。

(2) 主要虫害种类：主要害虫有益智弄蝶、益智秆蝇、地老虎、大蟋蟀、金龟子、刺蛾及毒蛾等。

(3) 防治原则：益智病虫害防治的按照以防为主，综合防治的植保方针来进行，以农业防治为基础，科学使用化学防治，按 NY/T 1276-2007 和 GB/T 8321(所有部分)规定执行。

(4) 防治方法：益智发生病虫害的主要两个时期：

1) 花果期，这时期的养分消耗比较大，如果养分不足或养分不均衡，特别是偏施氮肥植株，病虫害就会有机可乘危害植株。

2) 高温多雨期，该时期气候条件适合病虫害繁殖，由于种群密度大植株就容易产生病虫害。

主要的防治措施为，加强养分管理，施肥以磷钾肥为主，保持通风透光，及时排水。药剂防治每隔半月或一个月进行一次，病虫害发生时期每隔5~7天喷一次药剂防治。

益智主要病害防治方法参照附录A，益智主要害虫防治方法参照附录B。

### 7. 采收

(1) 采收成熟度：益智栽培后一般2~3年开花结果，第5年进入盛产期，有20~30年的经济寿命。采收期为5~6月，结果45天采摘最佳，此时果皮上的茸毛开始褪去，果皮由青色刚变为黄褐色，果肉带甜，种子辛辣有芳香，一般是5月下旬到6月初。

(2) 采收方法：选择晴天采收，将整个果穗剪下，运回家放到晒场上晒3~4天，再除去果柄。晒干后放到干燥阴凉处存放。有条件的可以根据产量购买烘干设备，在采收遇上阴雨天气时，可以及时低温（一般不超过40℃）烘干。

(3) 益智的炮制

1) 益智仁：取原药材投入热砂中，用武火加热，炒至外壳鼓起并焦黄时取出，筛去砂，趁热碾破外壳，筛取种子。用时捣碎。

2) 盐益智：取净益智，加盐水拌匀，稍闷，待盐水被吸尽后，置炒制容器内，用文火加热，炒干至颜色加深为度，取出晾凉。用时捣碎。益智每100 kg用食盐2 kg。

## 四、益智最佳采收期的研究[9]

### (一) 益智资源性成分的变化规律研究

为了研究益智生长期的化学成分变化，确定益智的最佳采收期，海南医学院李永辉等人建立了益智中圆柚酮、益智酮甲、益智酮乙、益智醇、杨芽黄素、伊砂黄素、白杨素、山柰素和芹菜素二甲醚9种资源性成分（结构式见图4-2）的含量测定方法，通过观测益智生长周期不同时间点化学成分的动态变化，确定益智果实的最佳采收时间。

**1. 色谱条件** 岛津 Shim-Pack；XR-柱色谱(2.0 mm i.d × 100 mm, 2.2 μm)色谱柱，柱温40℃，流速0.3 mL/min，流动相为0.04‰甲酸水-0.04‰ 甲酸甲醇梯度洗脱，益智果实的液相色谱梯度洗脱条件见表4-5。

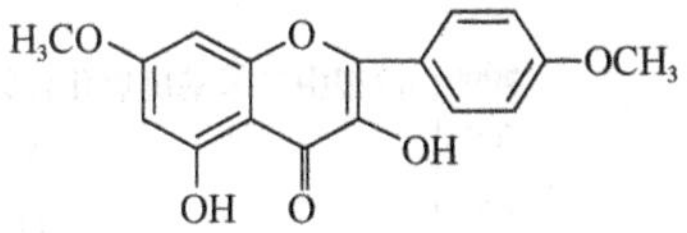


Kaempferide

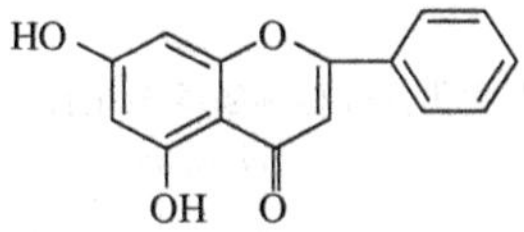


Chrysin

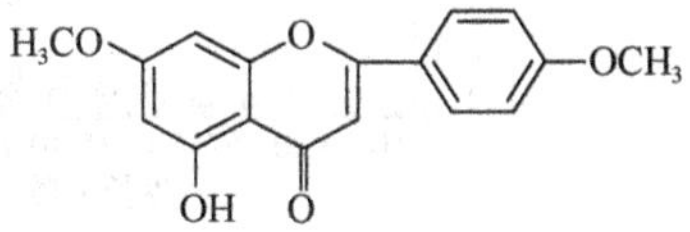


Apigenin-7,4'-dimethylether

图 4-2　益智中代表性 9 种资源性成分

**表 4-5　液相色谱条件**

| 时间(min) | 0.04‰ 甲酸水(%) | 0.04‰ 甲酸甲醇(%) |
|---|---|---|
| 0.01 | 98 | 2 |
| 10 | 0 | 100 |
| 10.01 | 98 | 2 |
| 15 | 98 | 2 |

**2. 质谱条件**　经筛选，确定益智果实、根茎及茎叶分析的质谱分析条件见表 4-6。

**表 4-6　质谱条件**

| | Q1 Mass | Q3 Mass | Scan time(msec) | DP(volts) | EP(volts) | CE(volts) | CXP(volts) |
|---|---|---|---|---|---|---|---|
| 圆柚酮 | 219.2 | 163.0 | 25 | 80 | 10 | 22 | 11 |
| 益智酮甲 | 313.2 | 136.9 | 25 | 80 | 10 | 13 | 8 |
| 益智酮乙 | 311.2 | 117.0 | 25 | 80 | 10 | 30 | 11 |
| 益智醇 | 315.3 | 137.0 | 25 | 22 | 10 | 22 | 11 |
| 杨芽黄素 | 269.1 | 226.0 | 25 | 106 | 10 | 43.5 | 11 |
| 依砂黄素 | 285.0 | 242.0 | 25 | 110 | 10 | 43 | 11 |
| 白杨素 | 255.1 | 152.9 | 25 | 110 | 10 | 42 | 10 |
| 山柰素 | 301.1 | 286.0 | 25 | 110 | 10 | 37 | 18 |
| 芹菜素二甲醚 | 299.2 | 256.0 | 25 | 110 | 10 | 45 | 14 |

通过对益智不同成熟期果实中倍半萜(圆柚酮)、二苯基庚烷(益智酮甲、益智酮乙、益智醇)和黄酮类成分(杨芽黄素、依砂黄素、白杨素、山柰素和芹菜素二甲醚)的检测，发现益智在结果 45 天时果实中萜类(图 4-3)和二苯基庚烷类(图 4-4)化合物含量最高，在不同生长期果实所含黄酮类化合物的种类不同(图 4-5)，总体黄酮类化合物在 45 天后含量低于 45 天前的含量水平。总体来看，益智在结果 45 天时果实中各种化学成分含量处于最高峰，果实最佳采收时间应在结果 45 天基本合理。

## (二)益智核苷及其碱基类成分的变化规律研究[10]

核苷和碱基是植物 DNA 合成的原料，果实中核苷和碱基的量反映了果实发育的程度，因此对益智不同成熟期 10 种核苷和碱基(图 4-5)的含量进行监测，对于确定益智的最佳采收期具有重要的参考意义。

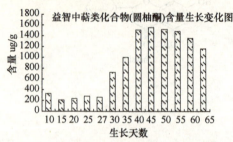

图4-3 益智不同成熟期果实萜类成分变化

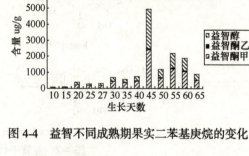

图4-4 益智不同成熟期果实二苯基庚烷的变化

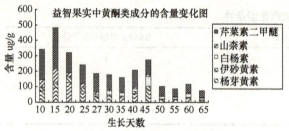

图4-5 益智不同成熟期果实黄酮类成分变化

**1. 色谱条件** Dikma Diamonsil C18 column(4.6 mm×250 mm, 5 μm); 流动相为0.01 %甲酸水溶液(A)和甲醇(B)梯度洗脱, 洗脱程序为: 0～10 min, 0 % B; 10～25 min, 0～25 % B; 25～30 min, 25%～100 % B; 30～35 min, 100 % B; 流速为1.0 mL/min; 柱温30℃; 检测波长为254 nm; 进样量20 μL。

**2. 样品溶液制备** 取益智果实药材粉末(过40目筛)约1.0 g, 精密称定, 置50 mL具塞锥形瓶中, 精密加入10 mL水, 室温超声30 min(53 kHz, 100 W)后15 000 rpm离心10 min, 取上清液过滤(0.45 μm)即得样品溶液。

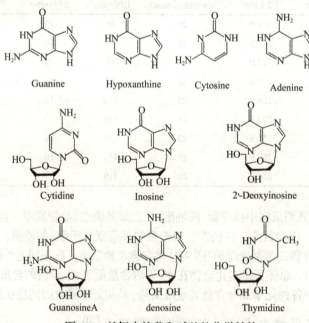

图4-6 益智中核苷和碱基的化学结构

**3. 研究结果** 通过对14批不同成熟期益智果实药材中10种核苷(化学结构见图4-6)及其碱基的含量测定, 结果发现2'-脱氧胸苷含量最多, 在整个研究周期内变化明显(36.79～310.58 μg/g); 次黄嘌呤含量最低, 在果实形成后期甚至未检测到。此外, 随着益智果实果实成熟度增加, 单个核苷和碱基以及它们的总量都随之增大, 表明核苷及其碱基的合成与果实的生长周期密切相关, 在50天后各核苷酸的含量趋于稳定, 提示益智果实在50天后生长基本结束, 结果见表4-7。

表 4-7 益智不同成熟期果实中核苷和碱基的含量变化

| No. | 含量 (μg/g) | | | | | | | | | 总量 (μg/g) |
|---|---|---|---|---|---|---|---|---|---|---|
| | 胞苷 | 腺嘌呤 | 胞嘧啶 | 鸟嘌呤 | 次黄嘌呤 | 腺苷 | 肌苷 | 鸟苷 | 2'-脱氧肌苷 | 2'-脱氧胸苷 | |
| 5 | 70.69±1.53 | 8.711±0.082 | 100.4±2.5 | 7.782±0.031 | 14.45±0.56 | 11.89±0.18 | 187.0±5.9 | 12.87±0.42 | 158.3±3.2 | 310.6±5.2 | 874.94±10.47 |
| 10 | 65.23±1.28 | 8.020±0.063 | 82.02±2.98 | 7.101±0.062 | 10.65±0.14 | 10.80±0.39 | 152.1±2.4 | 10.40±0.26 | 111.6±4.4 | 259.8±3.7 | 717.71±6.39 |
| 15 | 54.68±1.19 | 7.833±0.072 | 75.84±0.96 | 6.932±0.041 | 9.263±0.252 | 10.33±0.12 | 139.4±1.9 | 9.473±0.091 | 74.11±2.17 | 206.2±1.8 | 594.01±8.55 |
| 20 | 53.46±0.64 | 6.821±0.120 | 68.20±2.40 | 5.992±0.063 | 8.583±0.211 | 9.642±0.281 | 126.1±2.1 | 9.070±0.123 | 32.32±1.21 | 173.7±1.9 | 493.87±9.68 |
| 25 | 50.89±1.28 | 6.179±0.172 | 63.95±2.09 | 5.424±0.122 | 6.133±0.121 | 8.276±0.121 | 122.8±0.9 | 8.361±0.191 | 29.95±1.01 | 158.9±2.1 | 460.93±6.08 |
| 27 | 50.36±1.36 | 5.251±0.073 | 58.89±1.36 | 5.147±0.042 | 3.740±0.122 | 7.503±0.254 | 115.3±0.5 | 7.203±0.101 | 26.08±0.53 | 149.8±1.5 | 429.23±7.99 |
| 30 | 46.60±1.46 | 5.033±0.182 | 51.83±2.23 | 4.983±0.171 | 1.251±0.053 | 6.678±0.081 | 107.6±1.3 | 5.207±0.113 | 23.50±0.29 | 134.8±2.7 | 387.41±4.73 |
| 35 | 40.19±1.34 | 4.082±0.041 | 37.56±0.65 | 4.124±0.063 | 0.5437±0.0212 | 5.921±0.181 | 102.3±2.4 | 4.727±0.121 | 22.45±0.17 | 119.9±2.5 | 341.76±7.88 |
| 40 | 30.99±1.37 | 3.837±0.062 | 34.55±1.39 | 3.921±0.114 | ND[b] | 4.402±0.181 | 96.33±1.93 | 4.367±0.038 | 18.53±0.29 | 94.10±1.58 | 291.22±5.47 |
| 45 | 27.77±0.82 | 3.791±0.072 | 27.66±0.30 | 3.909±0.092 | ND | 4.137±0.162 | 74.70±0.56 | 3.891±0.082 | 17.90±0.18 | 76.90±0.81 | 240.66±5.80 |
| 50 | 20.57±0.78 | 3.757±0.060 | 26.17±0.85 | 3.881±0.092 | ND | 4.117±0.152 | 59.86±0.44 | 3.657±0.082 | 16.75±0.44 | 52.32±1.56 | 191.09±4.64 |
| 55 | 12.22±0.46 | 3.703±0.054 | 23.55±0.74 | 3.846±0.071 | ND | 4.051±0.072 | 46.68±0.68 | 3.554±0.052 | 12.88±0.21 | 45.13±1.26 | 155.61±2.01 |
| 60 | 11.77±0.26 | 3.677±0.048 | 22.83±0.66 | 3.832±0.104 | ND | 4.002±0.091 | 41.77±1.10 | 3.531±0.057 | 10.97±0.38 | 40.23±0.85 | 142.61±2.48 |
| 65 | 10.30±0.15 | 3.681±0.082 | 22.35±0.67 | 3.807±0.072 | ND | 3.930±0.144 | 36.95±0.64 | 3.462±0.081 | 9.122±0.091 | 36.79±0.59 | 130.39±1.96 |

## 五、益智基地建设

**1. 益智种植培训及基地抚育**　海南医学院张俊清等人在益智研究的基础上，积极开展了益智资源的产业化基地建设，共形成技术文件5份：《海南益智药材及饮片企业内控标准》、《益智挥发油企业内控标准》、《益智轮纹叶枯病的防治技术标准》《益智人工抚育施肥技术标准》和《益智栽培技术规程》。

同时以长兴村和青松乡为基地，进行了益智规范化人工抚育示范基地中心建设，进行了益智的基地建设和种植培训570余人次，带动长兴村周边地区近千亩野生益智得到农户们初步抚育管理（图4-7）。

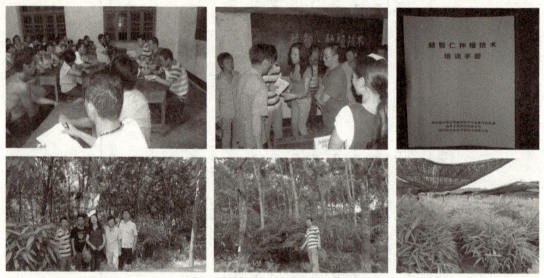

图4-7　益智基地建设及现场培训

**2. 优势品种调查与选育**　在白沙黎族自治县县青松乡的益智基地，海南医学院李永辉等人对该基地3个主要益智居群进行了调查，发现主要存在圆果益智（图4-8）、椭圆果益智（图4-9）和小果益智（图4-10）3种不同的益智居群，其粒重差别见表4-8，主要特征如下：

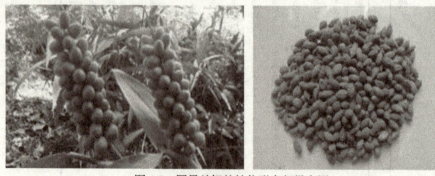

图4-8　圆果益智的植物形态与果实图

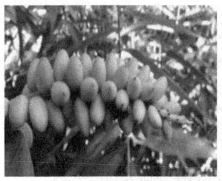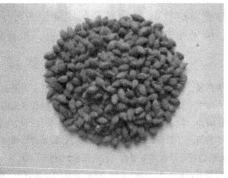

图 4-9 椭圆果益智的植物形态与果实图

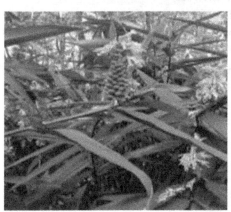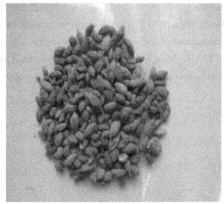

图 4-10 小果益智的植物形态与果实图

表 4-8 3 种不同益智的粒重

| 居群 | 粒重 mg | 壳重百分比 | 籽重百分比 |
| --- | --- | --- | --- |
| 圆果益智 | 440.20 | 22.96% | 77.04% |
| 椭圆果益智 | 340.94 | 27.18% | 72.82% |
| 小果益智 | 184.34 | 29.51% | 70.49% |

**3. 三种益智居群的含量测定** 取益智圆果、椭圆果、小果药材，粉碎，过 20 目筛，即得大果壳，大果籽，椭圆果壳，椭圆果籽，小果壳，小果籽。各精密称取 2 g 分别置于 12 个 100 mL 圆底烧瓶中，各加 70%乙醇溶液 40 mL，加热回流 0.5 h，放凉，滤过，进行 UFLC-MSMS 测定。结果见表 4-9。

表 4-9 3 种主要益智居群中次生代谢产物含量

| 样品 | 圆柚酮 μg/g | 益智酮甲 μg/g | 益智酮乙 μg/g | 益智醇 μg/g | 杨芽黄素 μg/g | 伊砂黄素 μg/g | 白杨素 μg/g | 芹菜素二甲醚 μg/g | 山柰素 μg/g |
| --- | --- | --- | --- | --- | --- | --- | --- | --- | --- |
| 圆果壳 | 1.25 | 3080 | 14.35 | 1734 | 316 | 102 | 55.2 | 144 | 30.6 |
| 圆果籽 | 2920 | 2.85 | 0.05 | 2.1 | 0.4 | 0.1 | 0.1 | 0.15 | 0.05 |
| 椭圆果壳 | 14.4 | 4140 | 11.7 | 2440 | 304 | 149.8 | 210 | 144.4 | 30.2 |
| 椭圆果籽 | 2280 | 6.8 | 0.05 | 3.65 | 0.65 | 0.2 | 0.45 | 0.3 | 0.05 |
| 小果壳 | 145.6 | 4800 | 19.85 | 3180 | 362 | 171.8 | 41.8 | 248 | 180.8 |
| 小果籽 | 2160 | 10.9 | 0.1 | 5.8 | 1.1 | 0.5 | 0.15 | 0.55 | 0.3 |

通过检测对比分析，结合益智药用部位为种子，圆果益智总有效成分含量最高（达2925.8μg/g），品质较好，圆果和椭圆果益智单穗重较重，推荐种植以上品种。

## 参 考 文 献

[1] 何和明，许群秋，陈荣花. 生态环境对益智化学组成、含量的影响. 海南大学学报自然科学版，1992，10(4)：38-44.
[2] 李榕涛，卢丽兰，甘炳春，许明会. 海南主要益智生长区土壤养分调查与分析. 中国农学通报，2011，27(13)：130-134.
[3] 杨福孙，甘炳春，李榕涛，许明. 野生抚育益智主要性状与产量的回归模型及相关分析. 中国农学通报，2010，26(2)：272-276.
[4] 杨福孙，李榕涛，甘炳春，许明会. 野生抚育益智光合特性研究. 中国中药杂志，2011，36(2)：123-126.
[5] 徐成文. 南药益智栽培技术6要点. 北京农业，2008，28：17.
[6] 孙湘来，田建平，黄关木，等. 益智GAP栽培的环境评价. 湖北农业科学，2013，52(12)：2860-2861.
[7] DB460004/T4-2005，海南省地方标准：益智栽培技术规程[S]，2005-10-20
[8] DB 46/ T324-2015，海南省地方标准：益智林下栽培技术规程[S]，2015-9-1.
[9] Li YH, Chen F, Wang JF, et al. Analysis of nine compounds from Alpinia oxyphylla fruit at different harvest time using UFLC-MS/MS and an extraction method optimized by orthogonal design, Chemistry Central Journal, 2013, 7: 134.
[10] Song WJ, Li YH, Wang J, et al. Characterization of nucleobases and nucleosides in the fruit of Alpinia oxyphylla collected from different cultivation regions.Drug Test Anal. 2014, 6(3): 239-245.

# 第五章 药学研究

## 第一节 益智的化学成分研究

### 一、益智仁的化学成分研究

到目前为止，从益智中分离得到的化合物类型主要有挥发油类、萜类(倍半萜类、单萜类、二萜类)、黄酮类、二苯基庚烷类、糖苷类、酚酸类、内酯类、甾醇类、简单芳香族化合物及脂肪族化合物等。

(一) 挥发油类

挥发油为挥发性油状成分的总称，其成分较为复杂，以萜类成分多见，另外，尚含有小分子脂肪族化合物和小分子芳香族化合物。经传统的水蒸气蒸馏法获得的益智挥发油体积分数约为0.7%～1.8%，超临界萃取获得的挥发油为3.64%。2015版药典规定益智种子中挥发油含量不得少于1.0%(mL/g)。

20世纪90年代以来，国内学者开始对益智中的挥发油成分进行较为深入的研究。梁木恒等[1]应用GC-MS技术从购自海南省保亭县的益智果实、果壳挥发油中分离鉴定出85种化学成分，其中有75种为首次报道。

陈画虹等[2]比较了益智果实、果皮和种子挥发油的化学成分差异，发现益智种子挥发油的总离子流图与益智果皮的有显著差异。益智种子中主要含有圆柚酮(14.42%)、瓦伦烯(14.00%)、β-花柏烯、α-依兰烯等14种成分，而果壳和果实挥发油中的主要成分为均为4-异丙基甲苯(对聚伞花烃)。

林敬明等[3]分析了购自广州的益智果实超临界萃取的挥发油成分，挥发油含量较高的成分顺序为圆柚酮(6.65%)，香橙烯(6.10%)，姜酮(zingiberone，4.40%)，桉油精(eucalyptol，3.93%)。

罗秀珍等[4]从海南产益智果实的挥发油中鉴定了64个成分，发现其中相对含量较高的成分分别为 p-聚伞花烃(p-cymene，44.87%)，瓦伦烯(valencene，9.13%)，芳樟醇(linalool，4.39%)，桃金娘醛(myrtenal，3.90%)，β-蒎烯(β-pinene，3.87%)，α-蒎烯(α-pinene，2.93%)，松油烯-4-醇(terpinen-4-ol，2.56%)，另外圆柚酮含量为1.27%。

易美华等[5]分析鉴定了水蒸汽蒸馏法得到的益智(海南万宁)果实及叶、茎中的挥发油，鉴定出益智果实挥发油中的58种化合物(相对含量总和占93.54%)，这58种化合物中益智叶中检出14种(相对含量总和占29.21%)，益智茎中检出6种(相对含量总和占50.75%)。含量较高的成分为：瓦伦烯(9.81%)，1,2,4,5-四甲基-苯(5.86%)，圆柚酮(5.35%)，十氢-1,1,7-三甲基-4-亚甲基-1H-环丙基甘菊环(1H-cyocloprop[e]azulene, decahydro-1,1,7-trimethyl-4-methylene，4.61%)，1-甲基-3-(1-甲乙基)-苯(3.05%)。

张文焕等[6]比较了水蒸气蒸馏法和超临界萃取法获得的益智果实(广东清平)中挥发油的成分，前者含量较大的成分有瓦伦烯(13.62%)，十氢 1,1,7-三甲基-4-亚甲基-1H-环丙烷[e]甘菊环(10.55%)，α-荜澄茄烯(9.14%)，蛇麻烷-1,6-二亚乙基三胺-3-酯(6.73%)，喇叭茶醇(5.77%)，圆柚酮(5.12%)；后者提取率更高，一些高沸点的成分也被提取出来，其中含量较大的成分有香橙烯(17.82%)，圆柚酮(14.00%)，十氢 1,1,7-三甲基-4-亚甲基-1H-环丙烷[e]甘菊环(8.98%)，1,2-苯甲酸，单(2-乙基己基)酯(5.94%)，4-乙酰氧基桉叶-11,(14)-二烯(5.28%)。

黄勤挽等[7]对广西产益智种子盐炙前后挥发油成分进行对比研究。通过质谱数据的鉴定，益智挥发油中有68种化合物，盐益智挥发油中有49种化合物，两者共有的化合物有33种。益智仁在炮制前后及不同部位的单萜化学成分存在差异。

阳波等[8]考察了炮制前后益智果实中挥发油成分的变化。结果益智壳、益智仁及其炮制品中挥发油提取率分别为0.79%、0.65%、0.47%，其GC-MS总离子流图谱分别检测出峰112个、104个和70个，确定了33个化合物。结果表明益智壳也存在较大的药用价值，其主要成分为对伞花素(对聚伞花烃)；益智仁及其炮制品挥发油中主要成分为诺卡酮(圆柚酮)与艾里莫芬烯(瓦伦烯)，炮制前后相对含量未发生改变。诺卡酮(圆柚酮)是益智缩尿作用的主要有效成分，而益智壳中未检出诺卡酮(圆柚酮)，证实中医取益智去壳，以果仁入药，具有除杂、提高药效的作用。益智仁生品与炮制品主要成分及相对含量未发生变化，而$\gamma$-古芸烯、荜澄茄烯、对伞花素(对聚伞花烃)、丁香烯、$\beta$-榄香烯等相对含量变化较大。

李婷等[9]采用水蒸气蒸馏法提取益智果和叶中的挥发油，含量分别为1.14%和0.14%，从益智果挥发油得173个峰，益智叶挥发油得235个峰，分别鉴定出127个化合物和125个化合物。益智果挥发油中鉴定出的化合物种类主要有瓦伦烯 valencene(18.3%)、$\alpha$-panasinsene(8.4%)、intermedeol(5.0%)、诺卡酮(圆柚酮)nootkatone(4.0%)、蛇麻烯环氧衍生物 humulene 1,2-epoxide II(3.6%)等。其中瓦伦烯 valencene、$\alpha$-panasinsene、香橙烯 aromadendrene 等是精油中常见的香气成分。

翟红莉等[10]比较了4种分别产自海南琼中、屯昌、白沙和五指山的益智果实挥发油成分。从4个不同产地益智果实挥发油样品中共鉴定出47个化合物，主要为萜类成分，其中样品间共有化合物26个。4个产地益智果实挥发油所含共有成分中，圆柚酮和(+)-氧代-$\alpha$-衣兰烯为含量最高的组成成分，分别占这4个产地挥发油成分相对含量的35.8%～44.8%，且均以圆柚酮的含量最高，这说明它们所含挥发油的主要组成成分比较相近。虽然4个产地益智果实挥发油主要组成成分及含量很相近，但不同产地间仍存在一定差异，各自均含有特有成分，琼中产益智果实挥发油中有2个特有成分，屯昌产2个，白沙产4个，五指山产3个。琼中产益智果实挥发油中(Z)-氧化芳樟醇、(E)-氧化芳樟醇、L-芳樟醇和桃金娘烯醛的含量明显高于其他3个产地，而白沙产益智挥发油中大根香叶烯B的含量明显低于其他3个产地。研究结果表明，不同产地益智果实挥发油的主要成分种类较接近，其中圆柚酮为含量最高的特征性成分。

郑云柯等[11]比较了海南白沙2个不同产地(青松和元门)益智果实挥发油化学成分差异。结果从2个不同产地益智果实挥发油样品中共鉴定出38个化合物，主要为萜类成分。白沙县不同产地益智果实挥发油的主要成分种类比较接近，其中圆柚酮的含量均高于30%，为益智的特征性成分。青松产益智果实挥发油中吉玛烯B(germacrene B)的含量高达6.92%，而元门产的仅为0.801%。白沙县地形复杂，不同地方气候差别比较大，益智果实挥发油中吉玛烯B含量的差别可能与地理环境和气候有关。

余辉等[12]从广西产益智仁挥发油中分离出来的成分共有122个，匹配度在85%以上的成分共有42个，其中相对含量在1%以上的共有9个，含量最高的为1,2,4,5-四甲苯(42.96%)，其后依次为桃金娘烯醛(4.66%)，芳樟醇(4.34%)，(−)-4-萜品醇(2.96%)，萜品烯(2.21%)，圆柚酮(1.48%)，$\beta$-蒎烯(1.32%)，右旋萜二烯(1.25%)，(1S)-(+)-3-蒈烯(1.02%)。益智仁中挥发油成分多为15个碳以下的小分子化合物，以不饱和烯烃以及醛类、酮类、酚类等不饱和含氧化合物为主。其中1,2,4,5-四甲苯在不同文献里鉴定为4-异丙基甲苯(对聚伞花烃)，两者互为同分异构体。

马晓静等[13]分析了海南五指山产益智仁盐炙前后挥发性成分的变化。结果表明海南益智仁盐炙前后挥发油含量发生了量的变化(生品1.36%，盐炙品1.12%)。从益智仁生品和盐制品的挥发油中分别鉴定出53，48种化合物，分别占总挥发油含量的93.80%和74.78%。盐炙前后共有的成分有42种，含量较高的有桉树脑，(+)-香橙烯，十氢-4a-甲基-1-亚甲基-7-(1-甲乙亚基)-萘，八氢-1,8a-二甲基-7-(1-甲乙基)-萘，八氢-7-甲基-3-亚甲基-4-异丙基-1H-环戊二烯并［1,3］环丙烷［1,2］-

苯，(-)-α-panasinsene，2,6-二叔丁基-4,4-二甲基-2,5-环己二烯酮，荜草烯，9,10-去氢-异长叶烯，α-古芸烯，六氢-4,8a-二甲基-6-异丙烯基-2(1H)-萘酮，八氢-1,1,7,7a-四甲基-2H-环丙[a]萘-2-酮，7-异丙烯-1,4a-二甲基-六氢-3H萘-2酮，六氢-4,4a-二甲基-6-异丙烯基-2(3H)-萘酮等13种成分。盐炙后未检出的有11种，新检出的有6种。化合物成分含量下降10%的有18种，含量升高10%的有11种。海南产益智仁中所含主要成分为单萜和倍半萜类化合物，经盐炙后其挥发油的组成及相对含量均发生了变化，这些变化将为进一步优化炮制工艺以及阐明益智仁盐炙前后不同炮制作用的科学内涵提供依据。

Miao Qing 等[14]对益智挥发油成分进行了定量分析和指纹图谱分析。益智挥发油中主要成分对聚伞花烃(p-cymene)和圆柚酮的含量分别在2.31～77.30 μL/mL 和 12.38～99.34 μL/mL。所有样品的指纹图谱基本一致，采收时间和样品来源是影响指纹图谱的主要因素，挥发油含量和圆柚酮的含量是次要因素。

综合以上文献发现，益智药材中所含挥发油的成分比较复杂，化合物种类也很多，不同产地的药材以及药材的不同部位之间主成分及其含量都存在不同程度的差异性，益智药材炮制(盐炙)前后的挥发油成分亦差异较大。对于一些含量较大的共性成分如圆柚酮、瓦伦烯、对聚伞花烃等，可考虑作为益智药材质量控制的指标性成分加以分析。

在我国药典中，作为果实的益智炮制成饮片时，去掉果壳，取种子，称益智，因此"益智"名称被用来指代果实(药材)或种子(饮片)，在应用上是有混乱的，临床用药应当按药典法加以炮制后再入药。

### (二) 萜类

**1. 倍半萜** 倍半萜是益智中的特征性化学成分。近年来分离得到的新化合物主要集中在倍半萜类成分，其骨架类型以桉叶烷、佛术烷及杜松烷型倍半萜或降倍半萜为主，此外，尚有愈创木烷、刺参酮、荜草烯型、胡椒烷及卡拉布烷型倍半萜。

(1) 桉叶烷型(eudesmane type)：目前从益智中共分离得到35个桉叶烷型倍半萜(含少量降倍半萜和裂环倍半萜)：oxyphyllol A(1)[15]、11-芹子烯-4α-醇(selin-11-en-4α-ol)(2)[15]、(±)1β,4β-双羟基桉叶烷-11-烯[(±)1β,4β-dihydroxy-eudesmane-11-ene](3)[16]、香科酮(teucrenone)(4)[16]、7-表-香科酮(7-epi-teucrenone)(5)[16,17]、异香附醇(isocyperol)(6)[15]、oxyphyllanene E(7)[16]、oxyphyllol E(8)[18]、(4aS,7S,8R)-8-羟基-1,4a-双甲基-7-(1-丙烯-2-基)-4,4a,5,6,7,8-六氢萘-2(3H)-酮[(4aS,7S,8R)-8-hydroxy-1,4a- dimethyl-7-(prop-1-en-2-yl)-4,4a,5,6,7,8-hexahydronaphthalen-2(3H)-one](9)[16]、(4aS,7S)-7-羟基-1,4a-双甲基-7-(1-丙烯-2-基)-4,4a,5,6,7,8-六氢萘-2(3H)-酮[(4aS,7S)-7-hydroxy-1,4a-dimethyl-7-(prop-1-en-2-yl)-4,4a5,6,7,8-hexahydronaphthalen-2(3H)-one](10)[16]、橐吾香附酮醇(ligucyperonol)(11)[16]、11α-羟基-3-氧代-4(5),6(7)-双烯-桉叶烷-12-醇[11α-hydroxy-3-oxo-4(5),6(7)- diene-eudesman-12-ol](12)[19]、11β-羟基-3-氧代-4(5),6(7)-双烯-桉叶烷-12-醇[11β-hydroxyl-3-oxo-4(5),6(7)-diene-eudesman-12-ol](13)[19]、7α(H),10β-桉叶烷-4-烯-3-酮-11,12-双醇[7α(H),10β-eudesm-4-en-3-one-11,12-diol](14)[16]、oxyphyllanene F(15)[16]、oxyphyllanene G(16)[16]、oxyphyllanene D(17)[16]、oxyphyllol D(18)[18]、oxyphyllanene C(19)[16]、oxyphyllenone A(20)[20]、oxyphyllenone B(21)[20]、teuhetenone A(22)[16]、(1R,4R,10R)-1β,4α-二羟基-11,12,13-三降-5,6-桉叶烯-7-酮[(1R,4R,10R)-1β,4α-dihydroxy-11,12,13-trinor-5,6-eudesmen-7-one](23)[21,22]、oxyphyllanene A(24)[16]、oxyphyllanene B(25)[16]、oxyphyllone A(26)[23]、oxyphyllone B(27)[23]、(5R,7S,10S)-5-羟基-13-降桉叶烷-3-烯-2,11-双酮[(5R,7S,10S)-5-hydroxy-13-noreudesma-3-en-2,11-dione](28)[24]、(10R)-13-降桉叶烷-4,6-二烯-3,11-双酮[(10R)-13-noreudesma-4,6-dien-3,11-dione](29)[24]、(5S,8R,10R)-2-氧代桉叶烷-3,7(11)-双烯-12,18-内酯[(5S,8R,10R)-2-oxoeudesma-3,7(11)-dien-12,8-olide](30)[24]、(1R,4R,10R)-1β,4α-二羟基-4β,10β-二甲基-11,12,13-三降碳桉叶烷型倍半萜[(1R,4R,10R)-1β,4α-dihydroxy-4β,10β-dimethyl-11,12,13-trinor-5,6- eudesmen

-7-one)(31)[22]、1β,4β-二羟基-11,12,13-降碳桉叶烷型倍半萜(1β,4β- dihydroxy-11,12,13- trinor-8,9-eudesmen- 7-one)(32)[22]、3α,4α,7-三羟基-4β,10α-二甲基-7-乙酰基-13-降碳桉叶烷型倍半萜(3α,4α,7-trihydroxy-4β,10α-dimethyl-7-acetyl- 13-nor-5,6-eudesmen-7-one)(33)[22]、(4S,5E,10R)-7-氧代-三降 5-桉叶烷烯-4β-醇 [(4S,5E,10R)-7-oxo-trinor-eudesm-5-en-4β-ol](34)[25,26]、4-methoxy-oxyphyllenone A(35)[27]。益智中的桉叶烷型倍半萜化合物结构式见图 5-1。

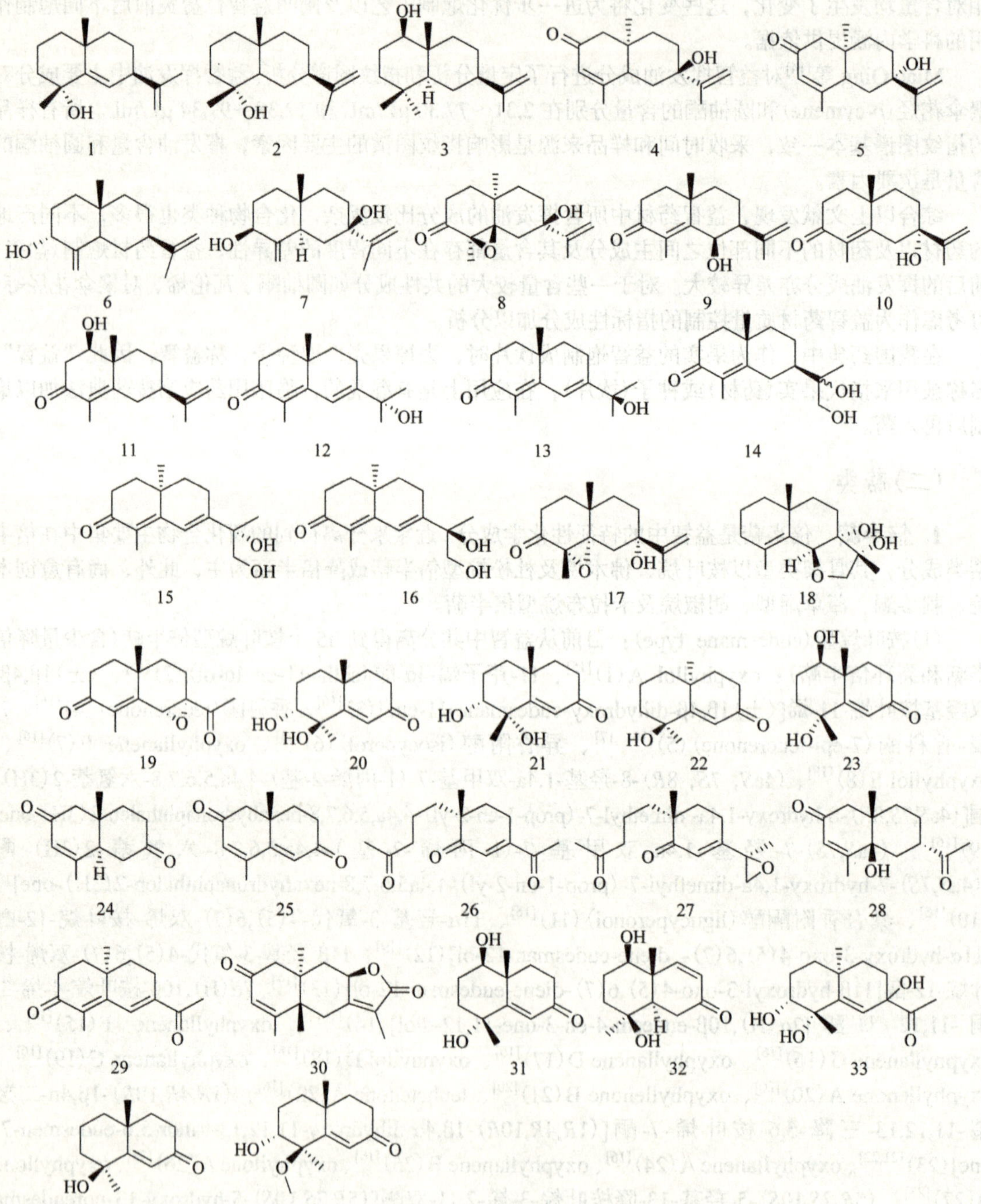

图 5-1 益智中的桉叶烷型倍半萜化合物的化学结构

(2)佛术烷型(eremophilane type):19 个佛术烷型倍半萜(其中 2 个为含氯倍半萜),分别为香橙烯(valencene)(36)[28]、圆柚烯(nootkatene)(37)[27]、圆柚酮(nootkatone)(38)[15, 28, 29]、去氢圆柚酮(dehydeo nootkatone)(39)[25]、9β-羟基圆柚酮(9β-hydroxynootkatone)(40)[27]、圆柚醇(nootkatol)(41)[28, 30, 31]、表圆柚醇(epinootkatol)(42)[18, 30]、9-羟基表圆柚醇(9-hydroxy epinootkatol)(43)[32]、oxyphyllol B(44)[15]、oxyphyllol C(45)[15, 18]、(1*R*,4a*R*,7*R*,8a*R*)-1,4a,8a-trimethyl-7-(prop-1-en-2-yl)-decahydronaphthalen-1-ol(46)[27]、(11*S*)-nootkatone-11, 12-diol(47)[19]、(11*R*)-chloronootkaton-11-ol(48)[27, 33]、(11*S*)-chloronootkaton-11-ol(49)[27, 33]、diketone(50)[25]、11-hydroxy-valenc-1, (10)-en-2-one(51)[25]、(+)-(4*R*,5*S*,7*R*)-13-羟基圆柚酮[(+)-(4*R*,5*S*,7*R*)-13-hydroxy nootkatone](52)[25]、12-nornootkaton-6-en-11-one(53)[27]、(+)-(3*S*,4a*S*,5*R*)-2,3,4,4a,5,6-hexa- hydro-3-isopropenyl- 4a,5-dimethyl-1, 7-naphthoquinone(54)[27]，益智中的佛术烷型倍半萜化合物结构式见图 5-2。

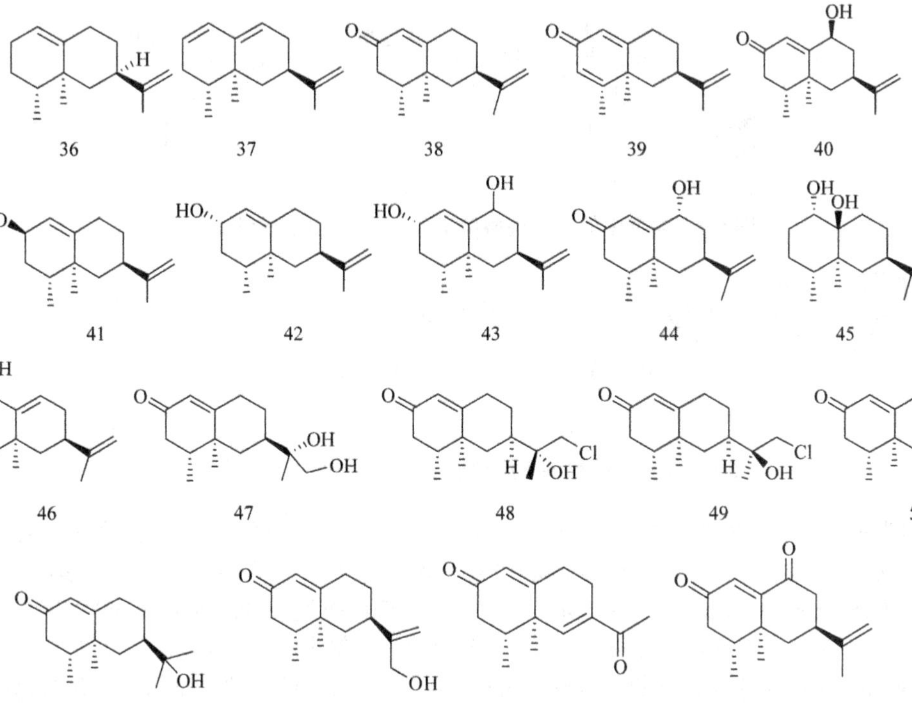


36 37 38 39 40

41 42 43 44 45

46 47 48 49 50

51 52 53 54

图 5-2 益智中的佛术烷型倍半萜化合物的化学结构

(3) 杜松烷型(cadinane type)：共 15 个，主要为 14-降杜松烷倍半萜，分别为 oxyphyllenodiol(55)[20]、oxyphyllenodiol B(56)[20]、oxyphyllone C(57)[34]、oxyphyllone D(58)[34]、oxyphyllone E(59)[35]、oxyphyllenotriol A(60)[18]、oxyphyllone G(61)[18]、oxyphyllone F(62)[35]、oxyphenol A(63)[19]、3α,4α,8β-三羟基-3β-甲基-6β-异丙基-14-降碳杜松烷型倍半萜(3α,4α,8β-trihydroxy-3β-methyl-6β-isopropyl-l4-nor-5, 10-cadinane-9-one(64)[27]、ketoalcohol(65)[27]、oxyphyllone H(66)[25]、4*S*-isopropyl-6-methyl-1-tetralone(67)[22]、2β-羟基-δ-杜松醇(2β-hydroxy-δ-cadinol)(68)[22]、3-依兰烯-2α,9β-二醇(3-murolene- 2α,9β-diol)(69)[20]。益智中的杜松烷型倍半萜化合物结构式见图 5-3。

(4) 愈创木烷型(guaiane type)：共 4 个，主要为裂环降倍半萜，分别为：(+)-mandassidion(70)[34]、mandassion A(71)[19]和 mandassion B(72)[19]、山姜烯酮(alpinenone)(73)[27]。益智中的愈创木烷型倍半萜化合物结构式见图 5-4。

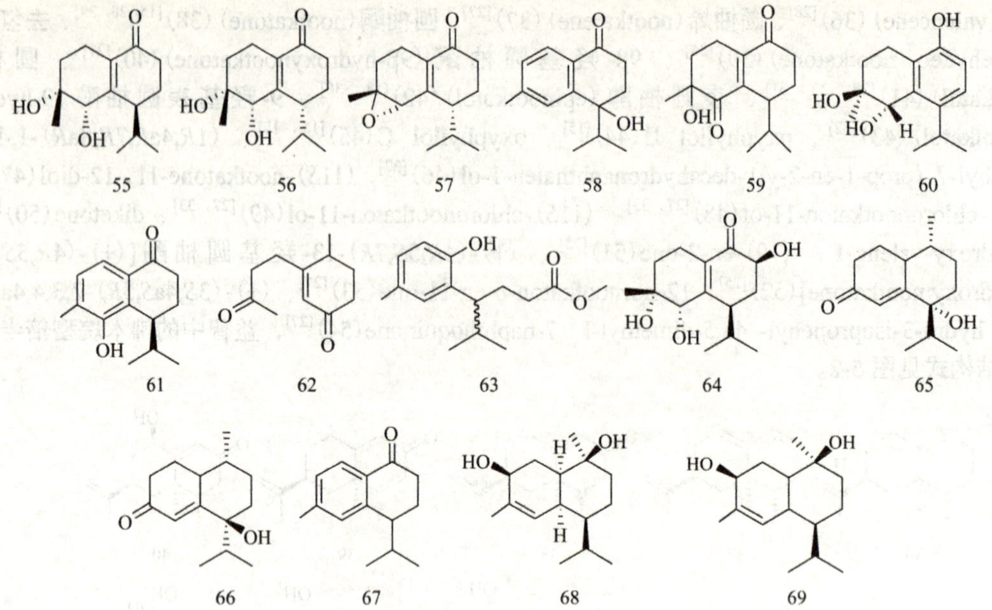

图 5-3 益智中的杜松烷型倍半萜化合物的化学结构

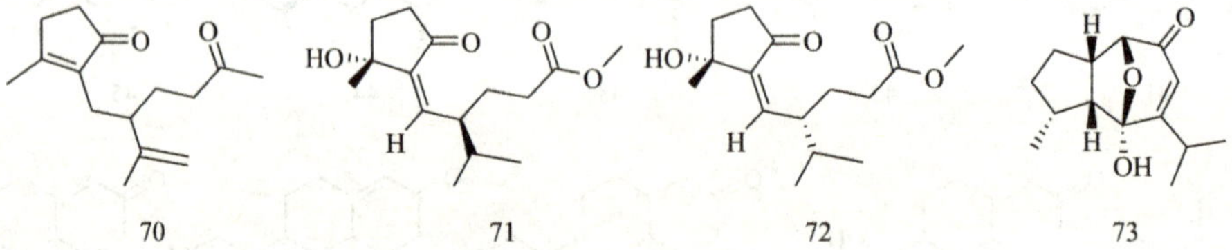

图 5-4 益智中的愈创木烷型倍半萜化合物的化学结构

(5) 其他类型倍半萜：2 个葎草烯型（humulene type）化合物倍半萜：(9E)-葎草烯-2,3；6,7-双环氧化物 [(9E)-humulene-2,3；6,7-diepoxide](74)[36] 和 3(12),7(13),9(E)-葎草三烯-2,6-二醇 [3(12),7(13),9(E)-humula- triene-2,6-diol](75)[36]；2 个刺参酮型（oplopanone type）倍半萜，分别为 (−)-oplopanone(76)[17] 和 oplopanone(77)[36]；1 个胡椒烷型倍半萜：mustkaone(78)[27]；1 个卡拉布烷型（carabrane type）倍半萜化合物：pubescone(79)[27]。益智中的其他类型倍半萜化合物结构式见图 5-5。

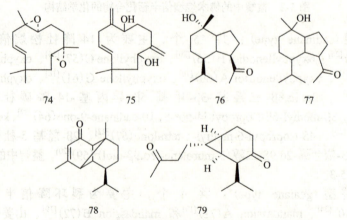

图 5-5 益智中的其他类型倍半萜化合物的化学结构

**2. 单萜** (1R,2R)-p-menth-3-ene-1,2-diol(80)[34]、(2E,4E)-6-羟基-2,6-二甲基-2,4-庚二烯醛

[(2*E*,4*E*)-6-hydroxy-2,6-dimethyl-2,4-heptdienal](81)[36]、(3*E*)-3,7-二甲基-3-辛烯-1,2,6,7-四醇[(3*E*)-3,7-dimethyl-3-octene-1,2,6,7-tetraol](82)[22]、(4*Z*)-3,7-二甲基-4-辛烯-1,2,3,6,7-五醇[(4*Z*)-3,7-dimethyl-4-octene-1,2,3,6,7-pentaol](83)[22]、(4E)-3,7-二甲基-4-辛烯-1,2,3,6,7-五醇[(4*E*)-3,7-dimethyl-4-octene-1,2,3,6,7-pentaol](84)[22]、(3*E*)-3,7-二甲基-3-辛烯-1,2,5,6,7-五醇[(3*E*)-3,7-dimethyl-3-octene-1,2,5,6,7- pentaol](85)[22]。益智中的单萜及其衍生物结构式见图 5-6。

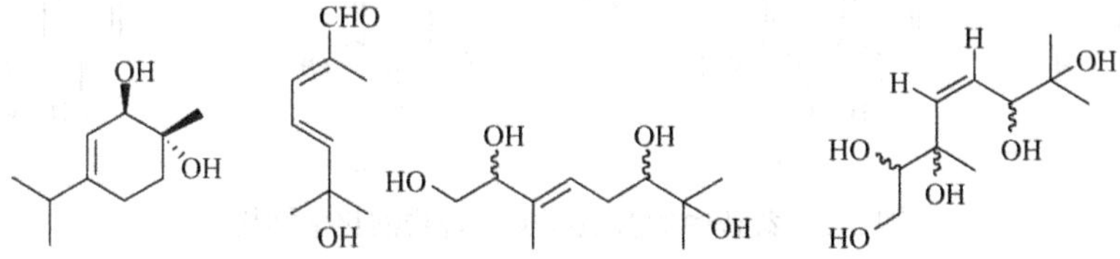

80　81　82　83

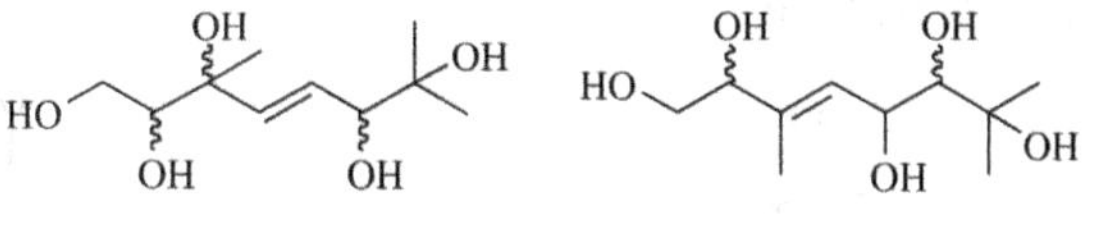

84　85

图 5-6　益智中的单萜化合物的化学结构

**3. 二萜**　2 个半日花烷型二萜类成分为(*E*)-labda-8(17)，12-diene-15,16-dial(86)[15]、(*E*)-labda-12,14-dien-15(16)-olide-17-oic acid(87)[26]。益智中的二萜结构式见图 5-7。

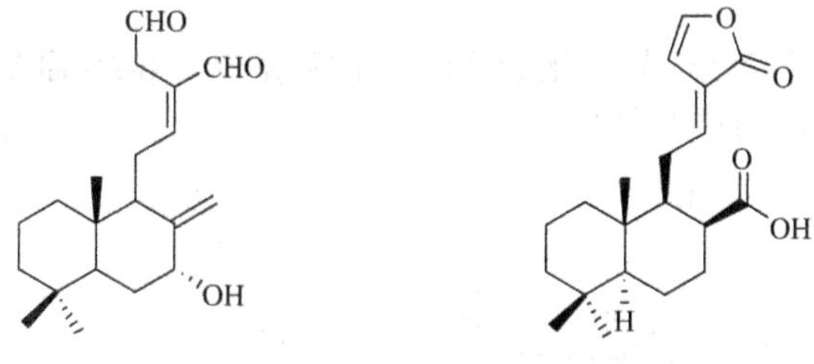

86　87

图 5-7　益智中的二萜化合物的化学结构

## (三)黄酮类化合物

**1. 黄酮及二氢黄酮类**　2 个黄酮类化合物：白杨素(chrysin)(88)[15, 28, 37]、杨芽黄素(tectochrysin)(89)[15, 28, 29, 32]，1 个二氢黄酮类化合物：乔松素(pinocembrin)(90)[32]。结构式见图 5-8。

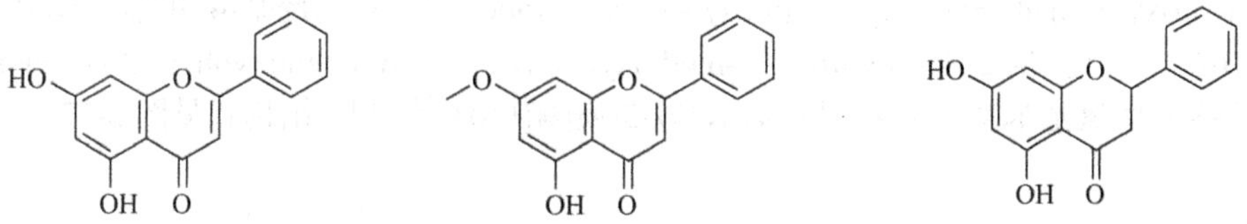

88　89　90

图 5-8　益智中的黄酮及二氢黄酮类化合物的化学结构

**2. 黄酮醇类** 4 个黄酮醇类化合物：伊砂黄素(izalpinin) (91)[15, 28, 32]，山柰酚-4′-O-甲醚(kaemperol-4′-methyl ester) (92)[37, 38]、山柰酚-7,4′-O-二甲醚(kaemperol-7,4′-dimethyl ester) (93)[37]、鼠李柠檬素(rhamnocitrin) (94)[22]。结构式见图 5-9。

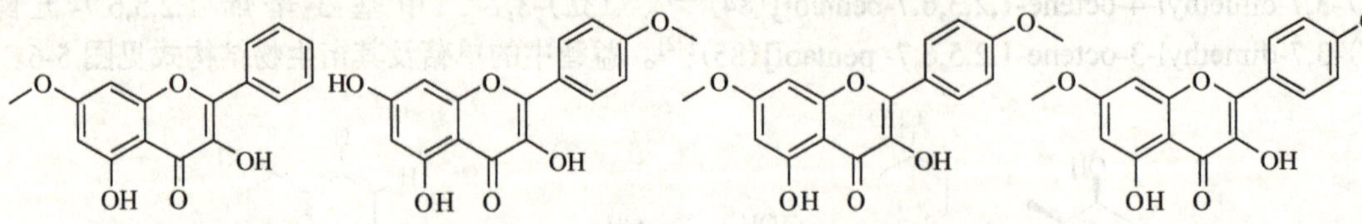

图 5-9 益智中的黄酮醇类化合物的化学结构

**3. 黄烷醇类** 2 个黄烷醇类化合物 (−)-表儿茶素[(−)-epicatechin] (95)[43]、(+)-儿茶素[(+)-catechin] (96)[43]。结构式见图 5-10。

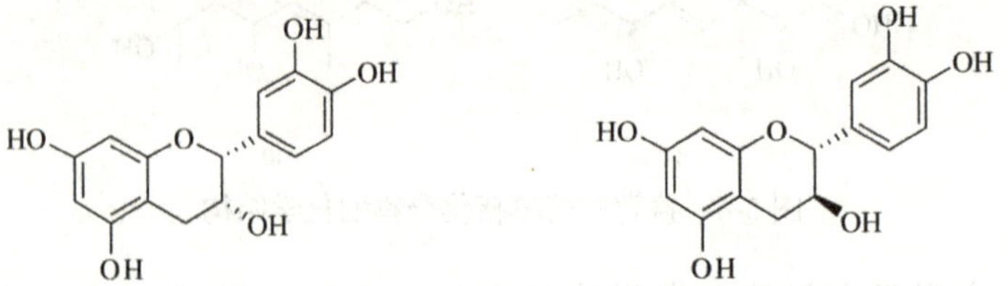

图 5-10 益智中的黄烷醇类化合物的化学结构

**4. 黄酮苷类** 1 个黄酮苷类化合物：白杨素 7-O-β-D-葡萄糖苷(chrysin-7-O-β-D-glycopyranoside) (97)[25]。结构式见图 5-11。

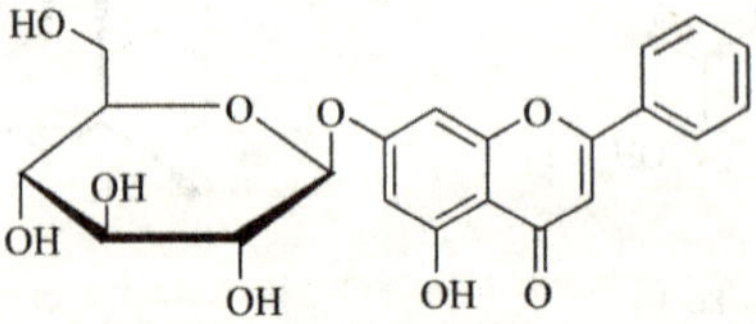

图 5-11 益智中的黄酮苷类化合物的化学结构

（四）二苯基庚烷类

目前从益智中共分离得到 6 个二苯基庚烷类化合物：益智酮甲(yakuchinone A) (98)[32, 39]、益智酮乙(yakuchinone B) (99)[40]、益智醇(oxyphyllacinol) (100)[28]、益智新醇(neonootkatol) (101)[29]、1-(3′,5′-dihydroxy-4′-methoxyphenyl)-7-phenyl-3-heptanone[1-(3′,5′-二羟基-4′-甲氧基苯基)-7-苯基-3-庚酮] (102)[37, 41]、1-(2′,4′-dihydroxy-3′-methoxyphenyl)-7-(4′-methoxyphenyl)-3-heptanone[1-(2′,4′-二羟基-3′-甲氧基苯基)-7-(4′-甲氧基苯基)-3-庚酮] (103)[37, 41]。结构式见图 5-12。

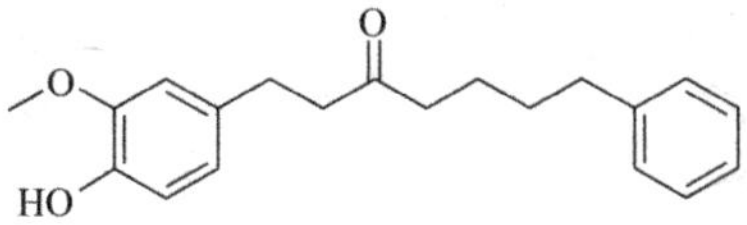

图 5-12 益智中的二苯基庚烷类化合物的化学结构

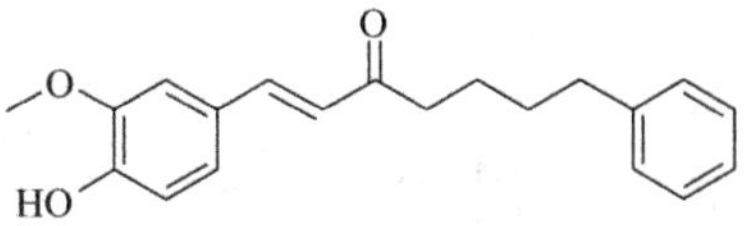

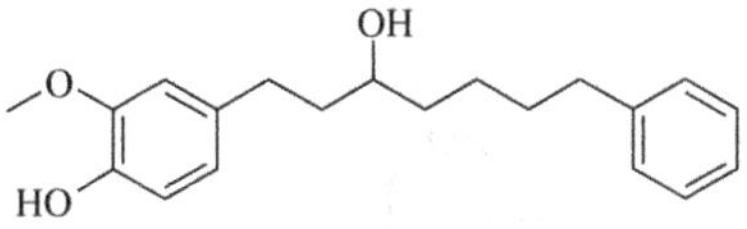

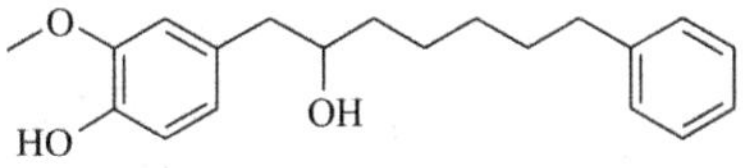

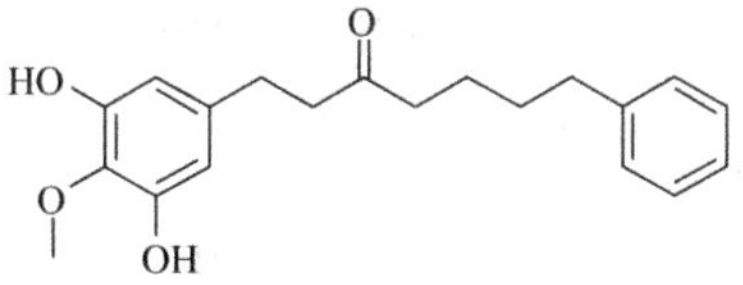

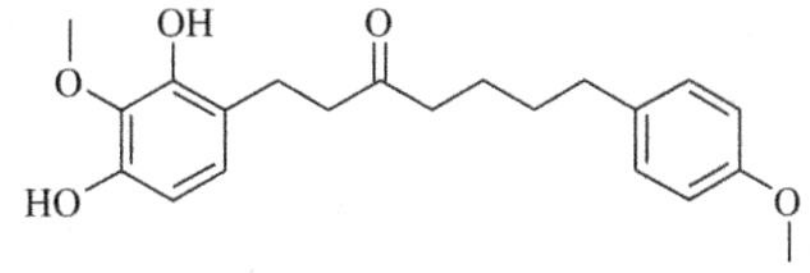

## (五) 糖苷类

2S-丁醇-2-O-β-D-吡喃葡萄糖苷 (2S-butanol-2-O-β-D-glucopyranoside) (104)[20]、(S)-2-戊醇-2-O-β-D-吡喃葡萄糖苷[(S)-2-pentanol-2-O-β-D-glucopyranoside](105)[32]、1S-羟乙基苯-1-O-β-D-吡喃葡萄糖苷 (1S-hydroxybenzene-1-O-β-D-glucopyranoside) (106)[20]、正壬烷基木糖醇 (1-O-nonyl-xylitol) (107)[44]、staphylionoside D (108)[22]、苄基-1-O-β-D-吡喃葡萄糖苷 (benzyl-1-O-β-D-glucopyranoside) (109)[22]、2-O-β-D-glucosyl-(1S)-phenylethylene glycol (110)[22]、(S)-1-phenylethyl β-D-glucopyranoside (111)[22]、β-D-glucopyranoside, [4-(1-hydroxy-1-methylethyl) phenyl] methyl (112)[22]、正丁基-β-D-吡喃果糖苷 (butyl-β-D-fructopyranoside) (113)[22]、(1-甲基)-丁基-β-D-吡喃葡萄糖苷 (β-D-glucopyranoside-1-methyl butyl) (114)[22]、尿嘧啶核糖苷 (uridine) (115)[22]、胸腺嘧啶脱氧核糖苷 (thymidine) (116)[22]、2-羟基-5-甲氧基苯基-β-D-吡喃葡萄糖苷 (β-D-glucopyranoside-2-hydroxy-5-methoxyphenyl) (117)[49]。益智中的糖苷类化合物的结构式见图 5-13。

## (六) 酚酸类

原儿茶醛 (protocatechuic aldehyde) (118)[47]、异香草醛 (isovanillin) (119)[36]、香草酸 (vanillic acid) (120)[46]、原儿茶酸 (protocatechuic acid) (121)[25,32]、3,5-二羟基-4-甲氧基苯甲酸 (3,5-dihydroxy-4-methoxybenzoic acid) (122)[44]、对香豆酸 (p-coumaric acid) (123)[25]、5-羟基-6-(3',4'-二羟基-4'-甲基戊烷基) 吡啶基-2-羧酸 [5-hydroxy-6-(3',4'-dihydroxy-4'-methylpentyl)pyridine-2-carboxylic acid] (124)[48]、乙酰丙酸 (levulinic acid) (125)[22]、琥珀酸 (succinic acid) (126)[48]。益智中的酚酸类化合物的结构式见图 5-14。

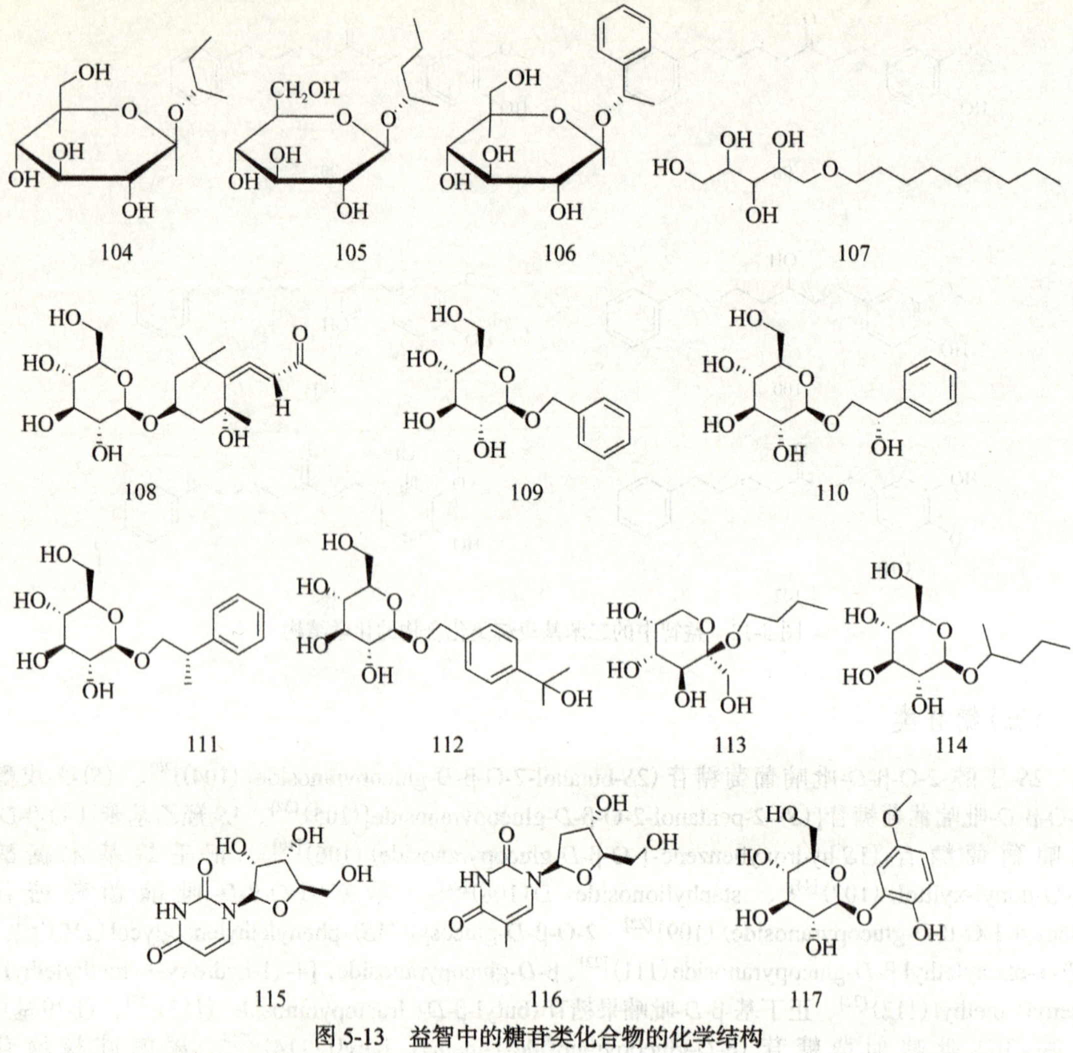

图 5-13 益智中的糖苷类化合物的化学结构

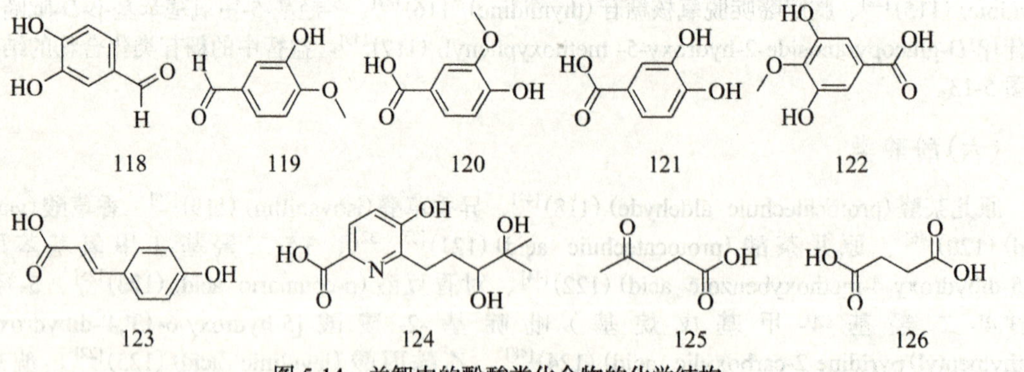

图 5-14 益智中的酚酸类化合物的化学结构

## (七)酚酸酯类

3 个酚酸酯类化合物：邻苯二甲酸二丁酯(dibutylphthalate)(127)[44]、丁二酸-1-(5-甲酰基-2-呋喃)甲酯-4-正丁酯[ 1-n-butyl-4-(5'-formyl-2'-furanyl)methyl succinate ](128)[44]、2-acetamido- 2,3-dideoxy-D-threo-hex-2-enono-1,4-lactone(129)[22]。结构式见图 5-15。

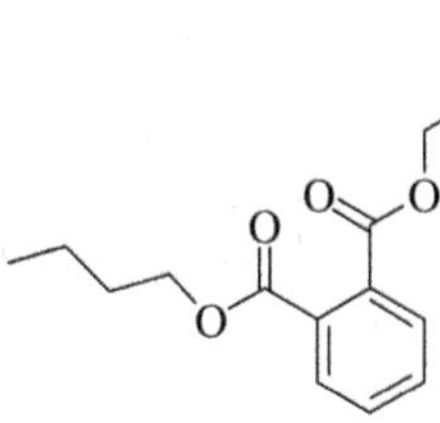


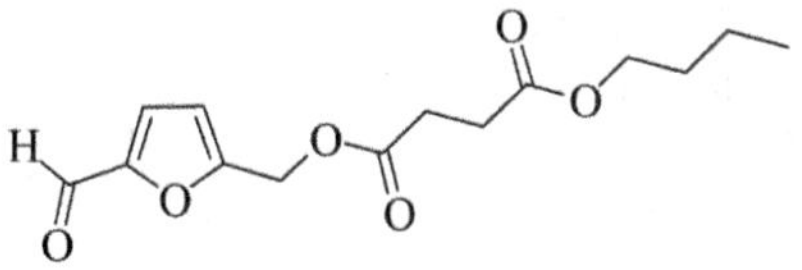


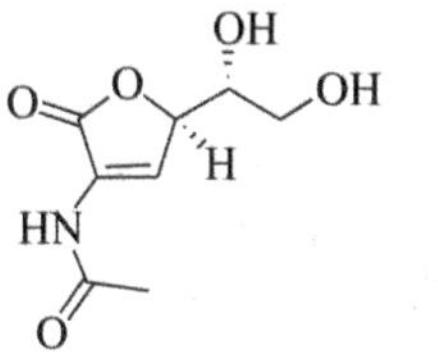


127 128 129

图 5-15 益智中的酚酸酯类化合物的化学结构

## (八)甾醇类

β-谷甾醇(β-sitosterol)(130)[17，32]，胡萝卜苷(daucosterol)(131)[32]，豆甾醇(stigmasterol)(132)[42]，β-谷甾醇棕榈酸酯(β-sitosteryl palmitate)(133)[32]，胡萝卜苷棕榈酸酯(daucosterol palmitate)(134)[17]。结构式见图 5-16。

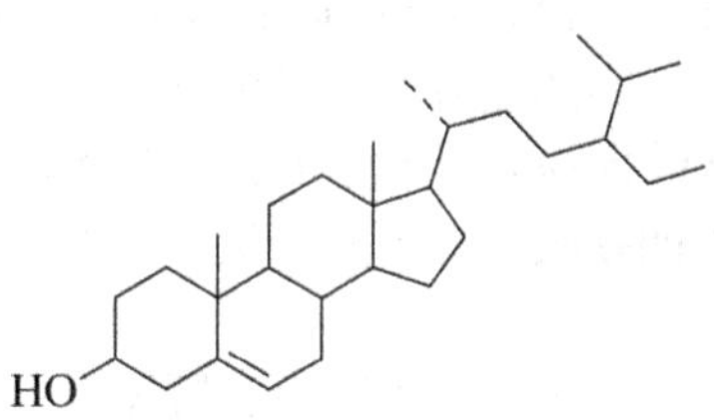


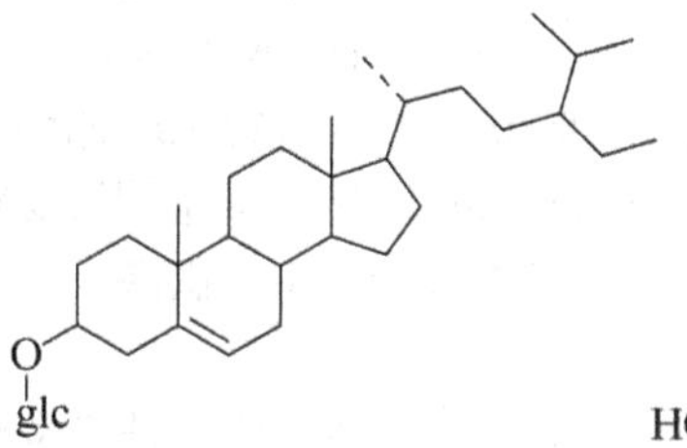


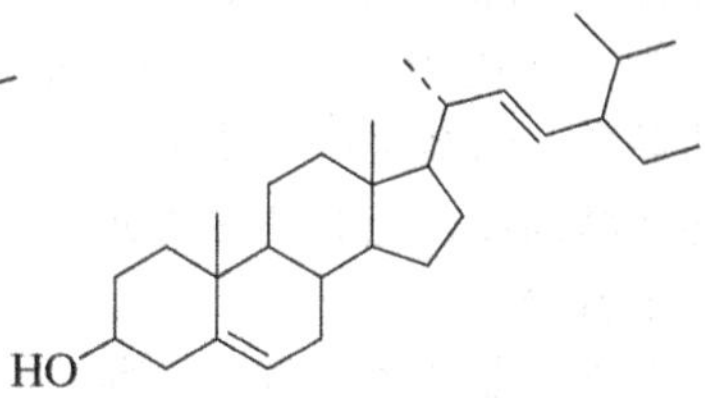


130 131 132

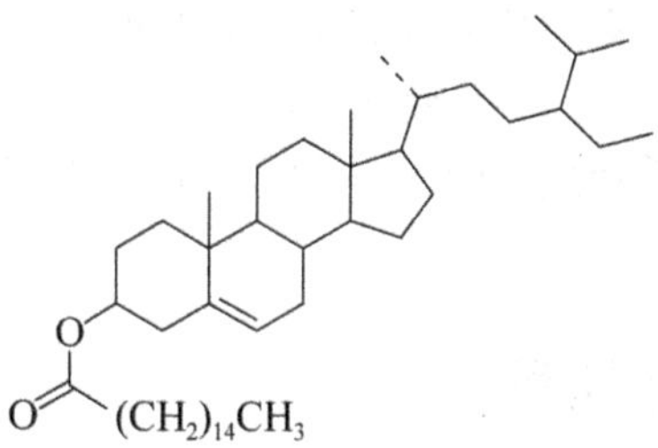


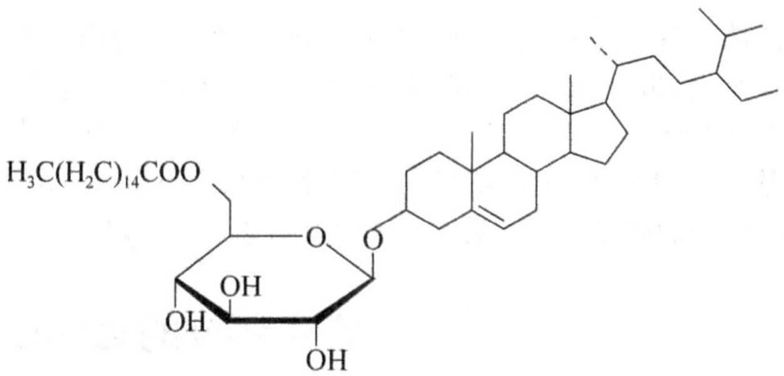


133 134

图 5-16 益智中的甾醇类化合物的化学结构

## (九)其他类化合物

从益智中分离出来的其他类化合物有醛类化合物 α-羟甲基糠醛(α-hydroxymethyl furfural)(135)[46]，醚类化合物细辛醚(asarone)(136)[47]和 4-甲氧基-1,2-双氢环丁烷苯(4-methoxy-1,2-dihydrocyclobutabenzene)(137)[48]，萘类衍生物 2-甲基-6-异丙基-7-羟甲基萘(2-methyl-6-isopropyl-7-hydroxymethyl naphthalene)(138)[49]；烃类化合物 13-丙基-二十五烷(13-propyl-pentacosane)(139)[50]。结构式见图 5-17。

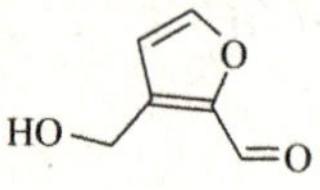

图 5-17 益智中的一些其他类化合物的化学结构

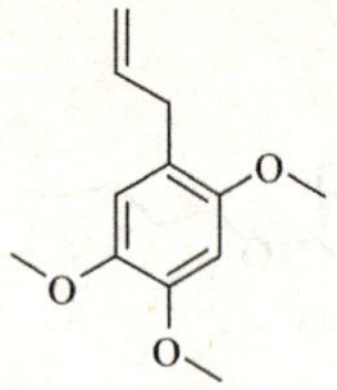

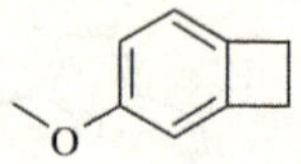

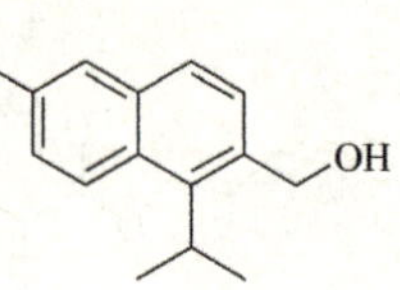

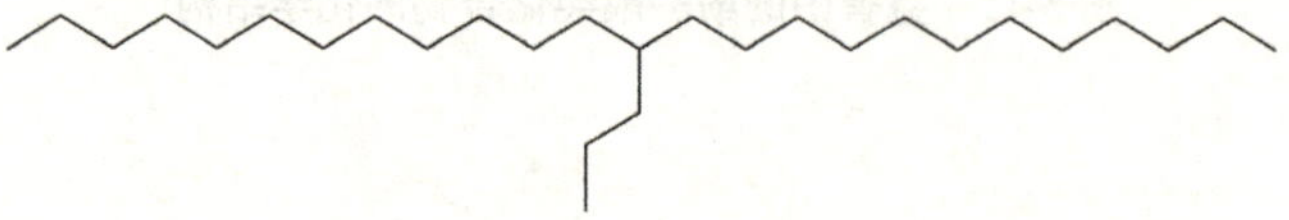

Morikawa T 等[15]从益智 80%丙酮水提物中分离得到 5 种脂肪酸混合物，并用 GC-MS 鉴定为棕榈油酸(palmitoleic acid)、油酸(oleic acid)、亚油酸(linoleic acid)、亚麻酸(linolenic acid)、木焦油酸(二十四烷酸)(lignoceric acid)；邱磊等[42]从益智 80%乙醇提取物的乙酸乙酯部位分离得到一种脂肪酸：棕榈酸(十六烷酸)(palmitic acid)；罗秀珍等[28]从益智醇提物 $CHCl_3$ 萃取物中分离得到白色团状固体，经 EI-MS 鉴定为二十二碳酸、二十三碳酸、二十四碳酸、二十五碳酸、二十六碳酸的混合物。

此外，益智还含有锌、铜、铁、锰、镍、钴、镁、钙等多种微量元素，还原糖、粗纤维、多种维生素、蛋白质等化学成分及人体所需的 16 种氨基酸，其中有 6 种是人体必需的氨基酸，占氨基酸总量的 38%[51]。

汪锦邦等[52]对益智仁果实的营养成分做了全分析，发现其风干果肉含有较高的碳水化合物(54.2%)、粗蛋白(8.18%)和粗脂肪(5.9%)，还含有丰富的维生素。其中每 100 g 益智果实中含维生素 $B_1$ 0.007 mg、$B_2$ 0.13 mg 及维生素 C 2.13 mg、维生素 E 1.43 mg，此外，还含有 8 种人体必需氨基酸及 11 种非必需氨基酸，其中谷氨酸含量最高，达 11.2 mg/g。陈少东等[53]以 ICP-MS 法测定益智仁中的微量元素，其中 Mg 的量高达 6.55 mg/g。

## 二、废弃部位的化学成分研究

### (一)益智根茎的化学成分

魏娜等[54]从益智根茎中共分离得到 13 个化合物，其中 8 个黄酮类化合物，分别为伊砂黄素(izalpinin)、山柰酚-7,4'-O-二甲醚(kaempferol-7,4'-dimethyl ether)、山柰酚-4'-O-甲醚(kaempferol-4'-methyl ether)、杨芽黄素(tectochrysin)、白杨素(chrysin)、双氢山柰酚(dihydrokaempferol)、乔松素(pinocembrin)、球松素(pinostrobin)，1 个二苯基庚烷类化合物益智酮甲(yakuchinone A)，1 个酚酸类成分对羟基桂皮酸(p-hydroxylcinnamic acid)，1 个甾醇类化合物 β-谷甾醇(β-sitosterol)，1 个脂肪醇类化合物三十二烷醇，1 个脂肪酸类化合物肉豆蔻酸(十四烷酸，myristic acid)。

### (二)益智茎叶的化学成分

**1. 挥发油类**  益智叶挥发油主要成分为香橙烯 valencene(6.77%)、3-蒈烯-10-醛 3-caren-10-al(6.58%)、β-红没药烯 β-bisabolene(5.78%)、芳姜黄烯 arcurcumene(4.85%)、β-倍半水芹烯

β-sesquiphellandrene（4.49%）等。其中香橙烯、β-红没药烯、桃金娘烯醛等为精油中常见的香气成分。芳姜黄烯、β-倍半水芹烯和姜烯醇等为姜黄挥发油的主要化学成分，与益智中具有刺激性辣味的风味有关。从益智叶挥发油中鉴定的化合物，与益智果相同的有43种[5, 9]。

**2. 黄酮类化合物** 李洪福等[55]从益智茎叶乙醇提取物中共分离得到11个黄酮类化合物，其中包括8个黄酮类化合物：良姜素（izalpinin）、杨芽黄素（tectochrysin）、白杨素（chrysin）、芹菜素（apigenin）、刺槐素（acacetin）、5-羟基-7,4'-二甲氧基黄酮（5-hydroxy-7,4'-dimethoxy-flavone）、山奈酚-4'-O-甲醚（kaempferol-4'-O-methylether）、5,7,4'-三甲氧基黄酮（5,7,4'-trimethoxyflavone），3个二氢黄酮类化合物：乔松素（pinocembrin）、球松素（pinostrobin）和双氢山奈酚（dihydrokaempferol）。

**3. 有机酸类化合物** 李洪福等[56]从益智茎叶乙醇提取物中共分离得到10个有机酸类化合物，分别为对羟基桂皮酸、香草酸、原儿茶酸、对羟基苯甲酸、肉豆蔻酸、棕榈酸、β-谷甾醇棕榈酸酯、花生酸、三十二烷酸和二十八烷酸。

### （三）益智果壳的化学成分

益智果实主要由果仁（种子团）和果壳两部分组成。果仁即为益智饮片，为药用部位，而果壳通常在制取益智饮片后作为废品弃掉了。为进一步开发利用益智资源，学者们比较了益智废弃部位—果壳与药用部位种子团成分的差异[1, 2, 57]。

**1. 挥发油类成分** 果壳占益智果实重量的30%左右，出油率以果壳最高，为1.25%，其次是果实为0.98%，果仁则仅为0.87%[1]。

对海南产益智果实的几个部位的挥发油进行GC-MS分析比对，发现益智种子、果皮、全果挥发油含量及油中主要成分均有显著差异。其中低沸点成分果皮和全果较接近，高沸点成分种子和全果比较接近，而且，果皮中有8个相对含量大于3%的成分在全果中未检出，如含量较大的成分有法呢烯（6.54%），α-荜澄茄烯（5.80%），α-荜澄茄烯（4.75%），β-没药烯（4.28%）等。全果中含量较大的成分有4-异丙基甲苯（对聚伞花烃）（26.71%），香橙烯（6.06%），圆柚酮（4.57%），vulgarol B（2.73%），牻牛儿烯（2.53%）；果皮中含量较大的成分有4-异丙基甲苯（对聚伞花烃）（14.38%），法呢烯（6.54%），二环[3,1,1]庚烯（6.49%），α-荜澄茄烯（5.80%），4-甲基-1-异丙基环己烯-3-醇（4.86%）；种子中含量较大的成分有圆柚酮（14.42%），香橙烯（14.00%），牻牛儿烯（6.81%），vulgarol B（6.49%），β-花柏烯（3.89%）等。

益智果壳挥发油中主要含4-异丙基甲苯（对聚伞花烃）、α-荜澄茄烯、4-甲基-1-异丙基-环己烯-3醇等14种成分这些成分均为从益智种子种检出。果实挥发油中含量最高的成分与果壳的相同，均为4-异丙基甲苯（对聚伞花烃），而种子挥发油中的主要成分为倍半萜类成分圆柚酮（14.42%）和瓦伦烯（14.00%），益智果壳和种子团两者挥发油成分差异较显著[2]。

**2. 黄酮类及二苯基庚烷类**[57] 分别从五指山市毛阳镇（1）、白沙黎族自治县牙叉镇（2）、白沙黎族自治县莺歌岭自然保护区（3）、琼中黎族自治县黎母山镇（4）、琼中黎族自治县乌石镇（5）、琼中黎族自治县和平镇长兴村（6）、屯昌县新兴镇（7）、屯昌县乌坡镇（8）、万宁市三更罗镇（9）、万宁市长丰镇（10）、万宁市兴隆村（11）、广东阳东县大坝镇（12）和广东阳江县江城区（13）等13个不同产地采集益智果实，人工将果壳和种子团分开，利用高速万能粉碎机粉碎，过80目筛。

精密取0.5 g粉末，加入25 mL 70%乙醇超声提取30 min，离心取上清液，同法再提取2次，合并3次的提取液，备用。利用LC-MS/MS对上述样品进行分析。益智中9种成分圆柚酮、益智酮甲、益智酮乙、益智醇、杨芽黄素、伊砂黄素、白杨素、山奈素和芹菜素-7,4'-二甲醚用于LC-MS/MS分析的母离子-子离子的离子对（碰撞能量）分别是：m/z 219.2→163.0（22 V），313.2→136.9（13 V），311.2→117.0（30 V），315.3→137.0（22 V），269.1→226.0（43.5 V），285.0→242.0（43 V），255.1→152.9（42 V），301.1→286.0（37 V）和299.2→256.0（45 V）。每一离子对的扫描时间为20ms。

代表性的LC-MS/MS图谱见图5-18。

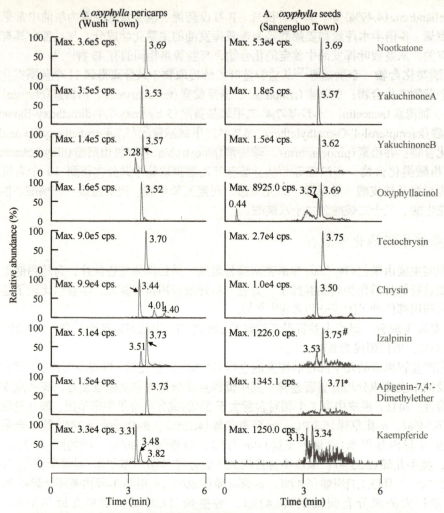

图 5-18 不同产地益智果壳和种子团中 9 种成分的代表性 LC-MS/MS 图谱

9 种功效成分在种子团和果壳中相对分布见图 5-19。具体数据见表 5-1 和表 5-2。

表 5-1 不同产地益智果壳中 9 种成分的含量 (μg/g, mean±SD)

| Production regions | Nootkatone | Yakuchinone A | Yakuchinone B | Oxyphyllacinol | Tectochrysin | Izalpinin | Chrysin | Kaempferide | Apigenin-7, 4'-dimethylether |
|---|---|---|---|---|---|---|---|---|---|
| Pericarps (1) | 46.8±4.2 | 2961±164 | 21.1±0.8 | 2579±106 | 201±9 | 47.9±1.6 | 60.9±1.9 | 20.1±0.9 | 268±15 |
| Pericarps (2) | 35.1±3.4 | 6440±282 | 63.6±7.6 | 5519±177 | 139±17 | 32.5±2.3 | 165±18 | 27.6±2.5 | 242±35 |
| Pericarps (3) | 58.5±3.9 | 2913±149 | 23.3±0.7 | 2552±228 | 278±11 | 64.5±3.2 | 69.0±3.8 | 25.6±0.6 | 186±7 |
| Pericarps (4) | 48.9±6.2 | 4146±270 | 35.0±3.6 | 3666±342 | 170±24 | 42.0±4.2 | 145±8 | 38.9±2.9 | 304±29 |
| Pericarps (5) | 158±17 | 5390±752 | 45.3±6.3 | 4647±514 | 266±5 | 59.7±3.4 | 245±21 | 36.2±2.7 | 308±6 |
| Pericarps (6) | 15.8±1.0 | 1772±62 | 90.5±5.8 | 1699±113 | 187±9 | 30.7±2.0 | 64.2±2.7 | 23.9±1.5 | 519±28 |
| Pericarps (7) | 13.0±0.4 | 3473±449 | 91.5±91.5 | 3177±308 | 208±15 | 33.5±1.9 | 109±7 | 12.4±0.8 | 232±23 |
| Pericarps (8) | 6.56±0.04 | 2799±339 | 110±3 | 2724±287 | 305±14 | 38.3±0.9 | 76.1±5.6 | 14.9±1.0 | 796±14 |
| Pericarps (9) | 48.9±6.2 | 3853±345 | 44.9±3.0 | 3641±118 | 180±12 | 38.6±2.2 | 137±8 | 30.1±1.5 | 325±23 |
| Pericarps (10) | 6.28±0.22 | 5916±600 | 66.4±4.0 | 5230±232 | 138±10 | 31.1±1.7 | 101±11 | 23.2±2.5 | 298±20 |
| Pericarps (11) | 25.5±1.9 | 1114±240 | 75.0±5.3 | 1114±80 | 192±8 | 21.4±1.5 | 98.8±3.3 | 19.8±0.4 | 378±17 |
| Pericarps (12) | 15.2±1.2 | 6657±504 | 16.4±0.5 | 5656±485 | 213±4 | 66.7±2.5 | 212±8 | 18.4±0.1 | 121±5 |
| Pericarps (13) | 59.8±2.9 | 3073±189 | 98.5±3.4 | 2973±112 | 186±2 | 30.2±1.6 | 98.6±5 | 20.0±0.4 | 441±20 |

表 5-2 不同产地益智种子团中 9 种成分的含量（μg/g，mean±SD）

| Production regions | Nootkatone | Yakuchinone A | YakuchinoneB | Oxyphyllacinol | Tectochrysin | Izalpinin | Chrysin | Kaempferide | Apigenin-7, 4'-dimethylether |
|---|---|---|---|---|---|---|---|---|---|
| Seeds(1) | 2416±134 | 2.74±0.14 | — | 7.77±0.13 | 0.77±0.05 | — | 0.55±0.04 | — | — |
| Seeds(2) | 3028±77 | 0.90±0.03 | — | 6.64±0.09 | 0.41±0.03 | — | 0.59±0.02 | — | — |
| Seeds(3) | 2888±217 | 1.13±0.03 | — | 5.05±0.38 | 0.44±0.02 | — | 0.53±0.04 | — | — |
| Seeds(4) | 3098±127 | 1.11±0.00 | — | 5.36±0.26 | — | — | 0.64±0.01 | — | — |
| Seeds(5) | 2945±269 | 1.24±0.07 | — | 6.56±0.26 | 0.65±0.01 | — | 1.80±0.09 | — | — |
| Seeds(6) | 3692±197 | —ª | — | 5.63±0.12 | — | — | — | — | — |
| Seeds(7) | 2878±171 | 2.94±0.02 | — | 5.63±0.09 | 0.39±0.02 | — | 0.76±0.02 | — | — |
| Seeds(8) | 2522±48 | 0.40±0.03 | — | 2.61±0.11 | 0.40±0.02 | — | — | — | 1.85±0.09 |
| Seeds(9) | 2700±112 | 3.21±0.09 | 0.46±0.01 | 9.85±0.30 | 0.82±0.01 | — | 1.84±0.05 | — | 1.47±0.06 |
| Seeds(10) | 3095±31 | 0.43±0.05 | — | 5.91±0.22 | — | — | 0.43±0.01 | — | — |
| Seeds(11) | 2750±36 | 1.11±0.00 | — | 4.22 0.11 | 0.61±0.05 | — | 0.43±0.02 | — | 1.00±0.04 |
| Seeds(12) | 1898±117 | 3.90±0.05 | — | 8.54±0.27 | — | — | 0.60±0.05 | — | — |
| Seeds(13) | 2501±105 | 5.17±0.10 | — | 10.7±0.22 | 1.08±0.03 | — | 1.39±0.03 | — | 2.03±0.10 |

a：Below the LOQ

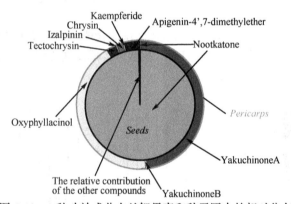

图 5-19 9 种功效成分在益智果壳和种子团中的相对分布

圆柚酮相对性地分布在种子团中，而二芳基庚烷类成分和黄酮类成分相对性地分布在果壳中。果壳中相对较多的成分为益智酮甲和益智醇。因此，上述 9 种功效成分在益智果壳和种子团中的差异化分布还是比较明显的。

## 第二节 益智的药理研究

### 一、对胃肠系统的药理学研究

2010 版《中国药典》记载中药益智具有暖肾固精缩尿，温脾止泻摄唾之功效[58]，用于治疗肾虚遗尿，小便频数，遗精白浊，脾寒泄泻，腹中冷痛，口多唾涎等症。《神农本草经疏》[59]记载对于益智"皆以其香可入脾开郁，辛能散结，复能润下，于开通结滞之中，复有收敛之义故也。《本草经解》[60]曰"同山药，补脾胃"。中药益智在古代中医应用史记载有温脾止泻的功效。为了研究中药益智该传统功效的活性部位，本课题组选择了"番泻叶致小鼠急性腹泻"和"大黄引起小鼠脾虚泻下"两种模型，对从益智中分离获得的 4 个部位进行止泻活性评价。

研究资料证实脾虚时存在能量代谢障碍，同时伴随与能量代谢相关酶类的改变[62-63]。乳酸脱氢酶 LDH 活性的降低可以导致能量供给不足，导致乳酸堆积，出现倦怠乏力、肌肉酸困等症状，与脾虚证见肌肉酸困、乏力相一致。脾虚证时小肠吸收功能下降，对糖原等物质摄取减弱，机体只有通过 SDH 酶的代偿作用，才能保证能量的供给。GAS、MOT 和 SS 是 3 种重要的胃肠激素，在维持胃肠消化、吸收及蠕动中具有重要的调节作用，可促进消化间期肌电活动，促进胃肠向下运动，加速胃排空[64-65]。NO 作为一种胃肠内在神经系统中的神经递质，其生理作用是抑制胃肠平滑肌运动[8]。因此通过脾虚泻下小鼠血浆中细胞因子 NO、酶 LDH、SDH 以及胃肠激素 GAS、MOT 和 SS 的检测，对中药益智止泻有效部位可能的作用机制进行初步探索。另外，体外采用豚鼠离体回肠实验对益智果实影响胃肠运动的活性部位继续研究。

### (一)益智不同部位对番泻叶致小鼠急性腹泻的药效研究

取小鼠 40 只，随机分为 5 组，即模型组、阳性药物组、益智果实非挥发油部位 95%乙醇提取物高、中、低三个剂量组。每组 8 只，禁食不禁水 6 h，分别灌胃给予益智果实非挥发油部位 95%乙醇提取物低剂量(5 g/kg)、中剂量(10 g/kg)和高剂量(20 g/kg)，阳性组灌胃给予十六角蒙脱石(思密达)混悬液(6 g/kg)，模型组灌胃给予等体积蒸馏水，给药体积均为 0.2 mL/10 g 体重。给药半小时后，各组均灌胃给予番泻叶煎剂(1 g 生药/mL，0.2 mL/10g 体重)，把小鼠置于代谢笼内，网下垫有滤纸，记录小鼠腹泻潜伏期以及 5 h 内的小鼠稀便个数及稀便比重，稀便比重=稀便重量/粪便总重。结果见图 5-20 和图 5-21。

益智 95%乙醇提取物和益智大孔树脂 90%乙醇洗脱物能够延长番泻叶致急性腹泻小鼠的腹泻潜伏期和降低稀便比重，具有良好的止泻活性，益智果实挥发油能够显著的延长小鼠腹泻潜伏期。

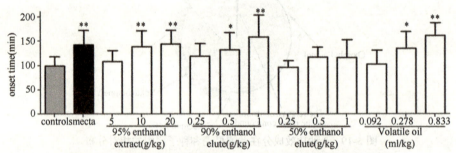

图 5-20　益智果实不同提取部位对小鼠急性腹泻潜伏期的影响

*与正常组比较 $P<0.05$，**与正常组比较 $P<0.01$

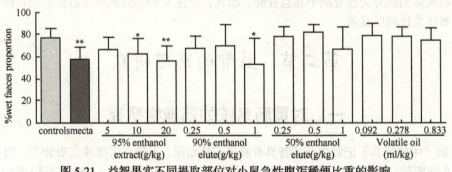

图 5-21　益智果实不同提取部位对小鼠急性腹泻稀便比重的影响

*与正常组比较 $P<0.05$，**与正常组比较 $P<0.01$

### (二)益智不同部位对脾虚证致泻下小鼠胃肠运动功能的影响

取昆明种小鼠，按体重随机分为正常组和模型组，除正常组外，模型组组动物采用大黄水煎液 100% 连续灌胃 14 天，灌胃前禁食 8 h，造成脾阳虚症状(便溏、纳呆、体重减轻、体温偏低、被毛枯槁)，同时通过小鼠体重、体温以及摄食量对模型进行评价构建小鼠脾阳不足泄泻模型。待模型构建成功后，除正常组、模型组外，分别灌胃给予益智果实非挥发油部位 95%乙醇提取物低剂量(5 g/kg)、中剂量(10 g/kg)和高剂量(20 g/kg)，阳性组灌胃给予硫酸阿托品混悬液(0.3 mg/kg)，模型组和正常组灌胃给予同剂量蒸馏水，给药体积均为 0.2 mL/10 g 体重，连续给药 7 天，给予受试药物期间，每隔一天灌胃给予大黄一次，以维持大黄致小鼠的脾虚状态，末次给药后 30 min，给予 10%炭末(2%CMC-Na 20 mL/kg)灌胃。30 min 后各组小鼠眼眶取血，分离血浆，同时脱颈椎处死，立即量取胃至回盲部小肠长度，计算炭末推进率，结扎幽门和贲门取胃称重，计算胃残留率。胃残留率=(胃全重−胃净重)/炭末灌胃重量×100%，小肠推进率=幽门至炭末前沿的距离/幽门至回盲部的全长×100%。同时利用试剂盒检测上述血浆中胃肠运动相关因子 NO，血管活性肠肽 VIP，以及胃肠运动激素胃泌素 GAS、胃动素 MOT、生长抑素 SS 进行考察，同时对脾虚状态相关的血液指标乳酸脱氢酶 LDH，琥珀酸脱氢酶 SDH 进行考察，淀粉酶 AMS 进行考察。

小鼠连续口服灌胃给予大黄水煎液(1 g 生药/mL)14 天，体重结果显示正常组小鼠随着时间的延长，体重逐渐上升，其他各模型组小鼠体重逐渐减小，且各模型组之间无显著差异；体温结果显示正常组小鼠体温基本保持稳定，各模型组小鼠体温减小；摄食量统计结果显示正常组小鼠摄食量基本稳定，给药后期摄食量呈现较小程度的减弱，其他各模型组在给药第二天摄食量相对正常组明显减小。从体重、体温以及小鼠摄食量指标综合评价，各模型组小鼠指标均低于正常组小鼠，同时模型组小鼠出现便溏、纳呆、被毛枯槁等，小鼠口服灌胃给予苦寒中药大黄体重、体温及摄食量指标的变化情况见图 5-22。

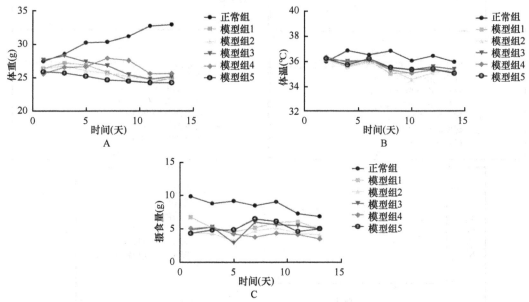

图 5-22 小鼠口服灌胃给予苦寒中药大黄对小鼠体重、体温及摄食量的影响

给予受试药物益智果实非挥发油部位 95%乙醇提取物和阳性药物硫酸阿托品，体重结果显示正常组小鼠体重基本保持稳定，模型组小鼠体重继续减弱，阳性药及益智果实 95%乙醇提取物各剂量组体重呈现上升趋势；体温结果显示正常组在一定范围内保持相对稳定，模型组与益智果实 95%乙醇提取物 5 g/kg 剂量组体温呈现逐渐降低趋势，益智果实乙醇提取物 10 g/kg 和 20 g/kg 剂量组呈现上升趋势，逐渐恢复至正常体温；摄食量结果显示正常组小鼠基本稳定，在给药第四天有一较明显增长，其他时间保持稳定，阳性药物阿托品组小鼠摄食量逐渐增加，模型组和益智果实 95%乙醇提取物 5 g/kg 剂量组摄食量继续减小。综合益智果实非挥发油部位 95%乙醇提取物给药后小鼠体重、体温和摄食量的指标变化，发现益智果实非挥发油部位 95%乙醇提取物 10 g/kg 和

20 g/kg 剂量能够一定程度上改善小鼠脾虚状态，与益智传统应用温脾相一致。益智果实非挥发油部位 95%乙醇提取物对脾虚泻下小鼠体重、体温及摄食量指标的影响情况见图 5-23。

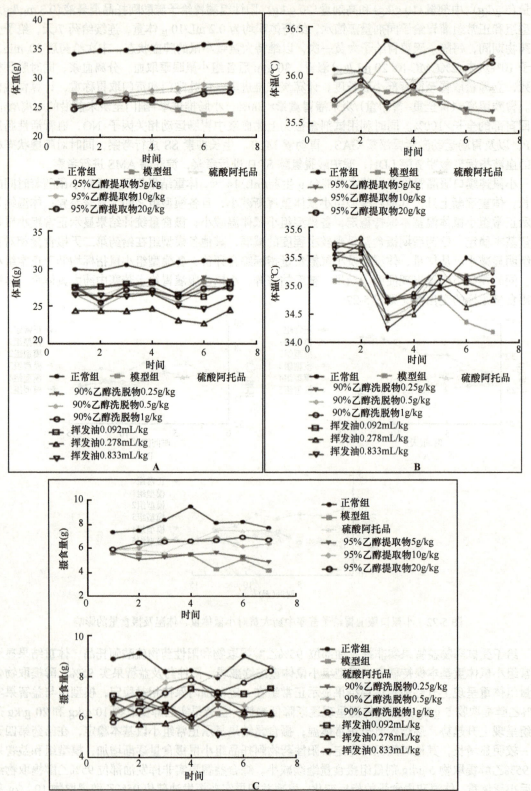

图 5-23　益智果实果实不同分离部位 95%乙醇提取物对脾虚泻下小鼠体重、体温及摄食量指标的影响

研究结果显示模型组与正常组相比，炭末推进百分率显著增大，两者之间具有显著性差异（$P<0.05$），阳性药物硫酸阿托品能够降低炭末推进百分率，与模型组相比具有显著性差异（$P<0.05$），益智果实非挥发油部位 95%乙醇提取物 20 g/kg 剂量组能够显著的降低炭末推进百分率，与模型组相比具有显著性差异（$P<0.01$），其他剂量组与模型组相比无显著差异，结果见图 5-24。

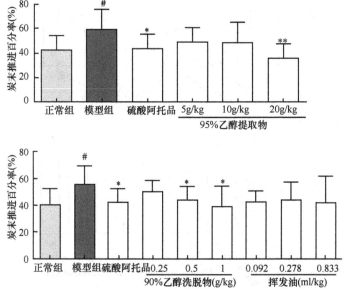

图 5-24 益智果实非挥发油部位 95%乙醇提取物炭末推进百分率

#与正常组比较 $P<0.05$，*与正常组比较 $P<0.05$，**与模型组 $P<0.01$

研究结果显示模型组与正常组相比，胃内残留率明显降低，两者之间具有显著性差异（$P<0.05$）；阳性药物硫酸阿托品能够增大胃残留率，与模型组相比具有显著性差异（$P<0.05$）；益智果实非挥发油部位 95%乙醇提取物 10、20g 生药量/kg 剂量组能够显著升高胃内残留率，与模型组相比具有显著性差异（$P<0.05$）；90%乙醇洗脱物显著的降低炭末推进百分率，与模型组相比具有显著性差异（$P<0.05$）；挥发油 0.278 mL/kg、0.833 mL/kg 剂量组显著升高胃残留率，与模型组相比具有显著性差异（$P<0.01$）。结果见图 5-25。

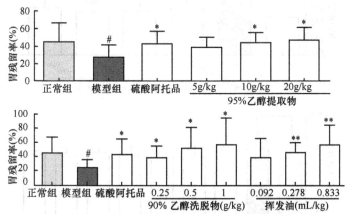

图 5-25 益智果实不同分离部位对脾虚泻下小鼠胃残留率的影响

#与正常组比较 $P<0.05$，*与正常组比较 $P<0.05$，**与模型组 $P<0.01$

结果显示模型组小鼠 LDH 与正常相比明显降低，两者之间具有显著性差异（$P<0.05$），益智果实非挥发油部位 95%乙醇提取物 10 g 生药量/kg 和 20 g 生药量/kg 能够升高 LDH 水平，与模型组相比具有显著性差异（$P<0.05$）；90%乙醇洗脱物 0.5 g/kg、1 g/kg 剂量组剂量依赖性的升高 LDH 水

平，与模型组相比具有显著性差异（$P<0.01$）；挥发油 0.833 mL/kg 剂量组能够显著的升高 LDH 水平，与模型组相比具有显著性差异（$P<0.01$）。结果见图 5-26。

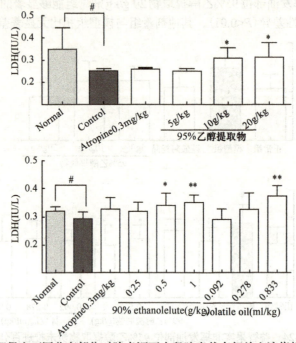

图 5-26　益智果实不同分离部位对脾虚泻下小鼠脾虚状态相关血液指标 LDH 的影响
#与正常组比较 $P<0.05$，*与正常组比较 $P<0.05$，**与模型组 $P<0.01$

结果显示模型组小鼠 SDH 与正常相比明显升高，两者之间具有显著性差异（$P<0.05$），益智果实非挥发油部位 95%乙醇提取物和挥发油部位对 SDH 水平无影响；90%乙醇洗脱物 0.5 g/kg、1 g/kg 剂量组剂量依赖性的降低 SDH 水平，与模型组相比具有显著性差异（$P<0.05$）；结果见图 5-27。

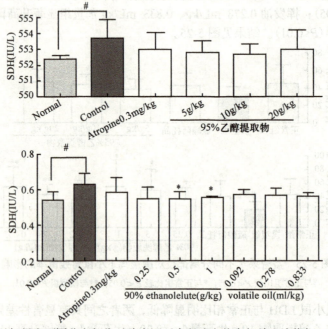

图 5-27　益智果实不同分离部位对脾虚泻下小鼠脾虚状态相关血液指标 SDH 的影响
*与模型组比较 $P<0.05$，#与正常组比较 $P<0.05$

结果显示模型组小鼠 AMS 与正常相比无显著差异,益智果实非挥发油部位 95%乙醇提取物和挥发油部位对 AMS 水平无影响;90%乙醇洗脱物 1 g/kg 剂量组升高 AMS 水平,与模型组相比具有显著性差异($P<0.05$);结果见图 5-28。

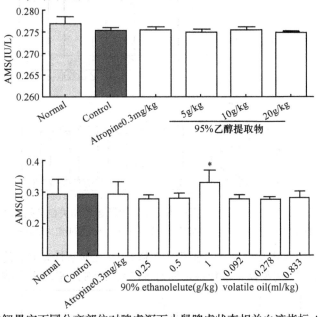

图 5-28 益智果实不同分离部位对脾虚泻下小鼠脾虚状态相关血液指标 AMS 的影响
\*与模型组比较 $P<0.05$

检测结果显示模型组小鼠 NO 水平降低,与正常组相比具有显著性差异($P<0.05$),阳性药阿托品升高 NO 水平,与模型组相比具有显著性差异($P<0.05$),益智果实非挥发油部位 95%乙醇提取物 5g 生药量/kg 和 10 g 生药量/kg 剂量组能够升高 NO 的水平,与模型组相比有显著性差异($P<0.05$),高剂量 20 g 生药量/kg 却无影响;90%乙醇洗脱物 0.5 g/kg、1 g/kg 能够升高血浆 NO 水平,与模型组相比具有显著性差异($P<0.05$);益智挥发油部位对 NO 水平无影响。结果见图 5-29。

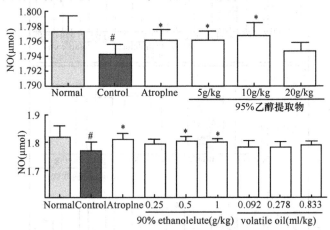

图 5-29 益智果实不同分离部位对脾虚泻下小鼠胃肠运动相关血液指标 NO 的影响
\#与正常组比较 $P<0.05$,\*\*与模型组比较 $P<0.05$

检测结果显示模型组小鼠 MOT 水平升高,与正常组相比具有显著性差异($P<0.05$),阳性药阿托品降低 MOT 水平,与模型组相比具有显著性差异($P<0.05$),益智果实非挥发油部位 95%乙醇提取物 5 g 生药量/kg 和 20 g 生药量/kg 剂量组能够降低 MOT 的水平,与模型组相比有显著性差异($P<0.05$);90%乙醇洗脱物 0.5 g/kg、1 g/kg 能够降低血浆 MOT 水平,与模型组相比具有显著性差异($P<0.05$);

益智挥发油 0.278 mL/kg 可以降低 MOT 的水平，高剂量 0.833 mL/kg 却无影响。结果见图 5-30。

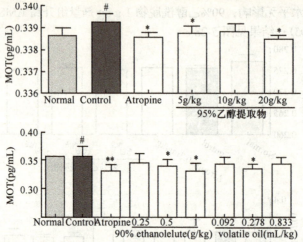

图 5-30　益智果实不同分离部位对脾虚泻下小鼠胃肠运动相关血液指标 MOT 的影响
#与正常组比较 $P<0.05$，*与模型组比较 $P<0.05$，**与模型组比较 $P<0.01$

检测结果显示模型组与正常组相比，血浆 VIP 和 GAS 无显著性差异，益智果实非挥发油部位 95%乙醇提取物、90%乙醇洗脱物、益智挥发油对 VIP 和 GAS 水平均无影响。结果见图 5-31。

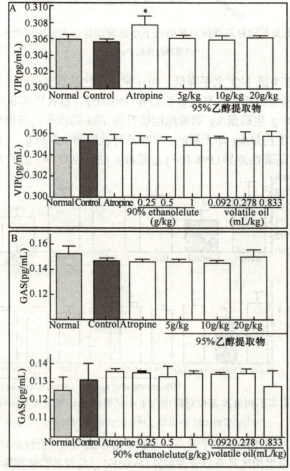

图 5-31　益智果实不同部位对脾虚泻下小鼠胃肠运动相关血液指标 VIP、GAS 的影响
*与模型组比较 $P<0.05$

综上,苦寒中药大黄可以成功复制小鼠脾虚泻下模型,益智非挥发油部位95%乙醇提取物和90%乙醇洗脱物能够较好的改善小鼠的脾虚泻下病理状态,药效活性强于挥发油部位,与前期的抑制番泻叶引起的急性腹泻药效相一致,前期结果发现挥发油只能延长腹泻的潜伏期,对稀便数目和稀便比重无影响。益智非挥发油部位95%乙醇提取物和90%乙醇洗脱物可以一定程度上改善脾虚状态,同时可以降低小肠的炭末推进百分率和升高胃内残留率,抑制胃肠过度活动,这些生物学行为的改变与影响血液中LDH、SDH、NO以及胃肠激素MOT和生长抑素SS有关。

(三)益智果实95%乙醇提取物和大孔树脂90%乙醇洗脱物抑制胃肠运动的机制研究

**1. 不同刺激剂对离体豚鼠回肠组织的收缩作用** 豚鼠离体回肠实验,戊巴比妥钠(50 mg/kg,0.1 mL/100g)麻醉豚鼠,快速取出回肠组织,用Tyrade营养液漂洗干净,置于盛有低温Tyrade液的培养皿中。剪取2 cm肠段,置于盛有50 mL、$(37\pm0.5)$℃克氏液的平滑肌槽中,持续通以氧气。肠段的一端固定在肌槽底部的不锈钢弯钩上,另一端与肌张力传感器连接,后者接生物机能实验系统记录肠段的等长收缩活动。肠段负荷0.5 g张力,温育30 min,待肠段自发活动平稳,记录30 min正常收缩曲线,然后分别给予$1\times10^{-5}$ mol/L的乙酰胆碱、新斯的明、5-HT、组胺刺激肠管,记录5 min收缩曲线,然后分别累积给予不同浓度的益智果实95%乙醇提取物和90%乙醇洗脱物(终浓度为12.5、25、50、100 μg/mL),阳性药物硫酸阿托品终浓度为0.25 μmol,每次加药体积为100 μL,记录给药后5 min收缩曲线,以给药前后肠肌收缩的平均张力计算增强率。增强率=(给刺激剂后平均张力-给刺激剂前平均张力)/给刺激剂前平均张力×100%。评价药物对不同刺激剂增强肠管收缩的抑制作用,以相对刺激剂的增强率的百分比表示。

利用不同浓度的卡巴胆碱、组胺、新斯的明、5-HT作为刺激剂,结果显示卡巴胆碱5 μmol具有最大增强作用,增强率达到421.4%,组胺在12.5 μmol时具有最大增强作用,增强率达到262%,新斯的明在6.25 μmol是具有最大的增强作用,达到109.3%,5-HT对离体豚鼠回肠组织刺激收缩作用较弱,最大增强率为30.4%,结果见图5-32。

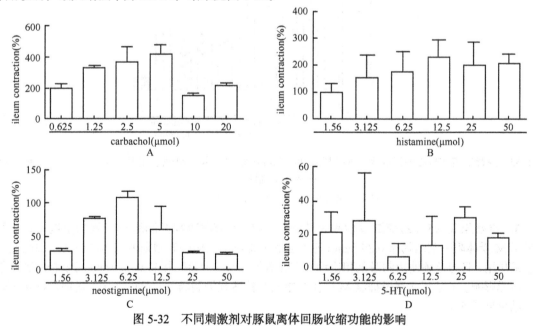

图5-32 不同刺激剂对豚鼠离体回肠收缩功能的影响

**2. 益智果实95%乙醇提取物和大孔树脂90%乙醇洗脱物对卡巴胆碱、组胺、新斯的明增强的肠管收缩的抑制作用** 益智果实95%乙醇提取物25、50 μg/mL显著的抑制卡巴胆碱5 μmol

对离体豚鼠肠管的收缩作用，与 DMSO 溶媒对照组相比具有显著性差异（$P<0.05$）益智果实大孔树脂 90%乙醇洗脱物 50、100 μg/mL 显著的抑制卡巴胆碱 5 μmol 对离体豚鼠肠管的收缩作用，与 DMSO 溶媒对照组相比具有显著性差异（$P<0.01$）；益智果实 95%乙醇提取物 100 μg/mL 显著的抑制新斯的明 6.25 μmol 对离体豚鼠肠管的收缩作用，与 DMSO 溶媒对照组相比具有显著性差异（$P<0.05$）益智果实大孔树脂 90%乙醇洗脱物 50、100 μg/mL 显著的抑制新斯的明 6.25μmol 对离体豚鼠肠管的收缩作用，与 DMSO 溶媒对照组相比具有显著性差异（$P<0.05$）；益智果实 95%乙醇提取物 100 μg/mL 显著的抑制组胺 12.5 μmol 对离体豚鼠肠管的收缩作用，与 DMSO 溶媒对照组相比具有显著性差异（$P<0.05$）益智果实大孔树脂 90%乙醇洗脱物 25、100 μg/mL 显著的抑制组胺 12.5μmol 对离体豚鼠肠管的收缩作用，与 DMSO 溶媒对照组相比具有显著性差异（$P<0.01$）。益智果实影响豚鼠离体回肠的收缩与影响 M 受体、胆碱酯酶和组胺受体有关，与 5-HT 受体无关。益智果实 95%乙醇提取物和大孔树脂 90%乙醇洗脱物对卡巴胆碱、组胺、新斯的明增强的肠管收缩的抑制作用情况见图 5-33。

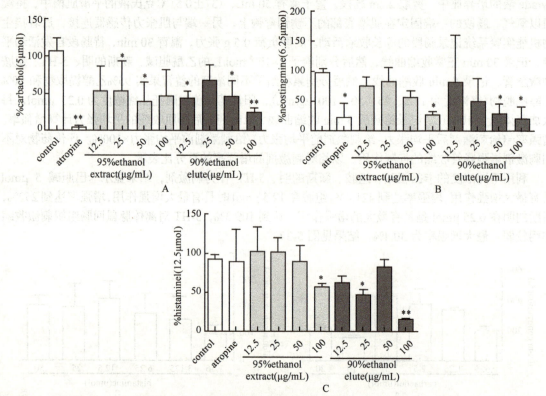

图 5-33　益智果实 95%乙醇提取物和大孔树脂 90%乙醇洗脱物对卡巴胆碱、组胺、新斯的明增强的肠管收缩的抑制作用

*与正常组比较 $P<0.05$，**与正常组比较 $P<0.01$

**3. 益智果实 95%乙醇提取物和大孔树脂 90%乙醇洗脱物抑制肠管收缩的机制**　研究结果显示 M 受体阻断剂阿托品 0.25 μmol 能够显著的抑制卡巴胆碱和新斯的明对离体豚鼠回肠组织的收缩作用，且与单独使用刺激剂相比均具有显著性差异，但是阿托品 0.25 μmol 对组胺的肠管收缩作用无影响。益智果实通过抑制 M 受体和组胺受体达到抑制肠管收缩的作用，进而发挥止泻效应。结果见图 5-34。

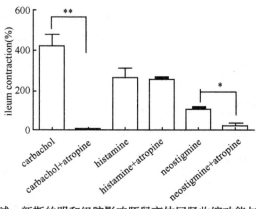

图 5-34　卡巴胆碱、新斯的明和组胺影响豚鼠离体回肠收缩功能与 M 受体之间关系
*两组比较 $P<0.05$，**两组比较 $P<0.01$

（四）益智不同功效成分抗腹泻作用机制研究

研究益智中代表性成分圆柚酮、益智酮甲和杨芽黄素与 $Na^+/H^+$ exchanger3（NHE3）和水通道蛋白-4（AQP4）的相互作用，分子对接分析见图 5-35 和图 5-36。结果表明，杨芽黄素与 AQP4 的亲和性较好，推测其在抗腹泻中发挥重要作用。

圆柚酮、益智酮甲和杨芽黄素对卡巴胆碱引起的家兔离体十二指肠痉挛反应后的解痉作用见图 5-37。结果表明，杨芽黄素在 50 μmol 时使卡巴胆碱的作用降低 34%（$P<0.05$），圆柚酮和益智酮甲作用不明显。

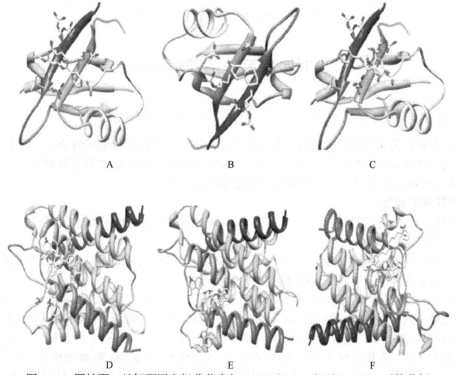

图 5-35　圆柚酮、益智酮甲和杨芽黄素与 NHE3（A、B 和 C）、AQP4 对接分析

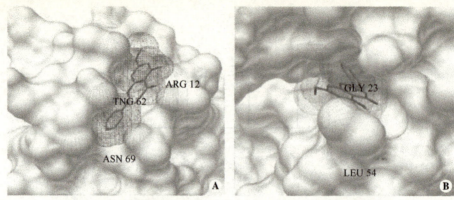

图 5-36　杨芽黄素与 NHE3(A)、AQP4(B)活性口袋对接分析

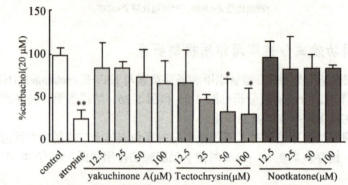

图 5-37　益智功效成分对卡巴胆碱引起的家兔离体十二指肠痉挛反应后的解痉作用

\*与正常组比较 $P<0.05$，\*\*与正常组比较 $P<0.01$

## 二、对肾脏系统的药理学研究

### (一)益智提取物对水负荷多尿模型大鼠缩尿作用的研究[66]

益智为姜科山姜属的常用中药材，具有温脾止泻摄唾，暖肾固精缩尿的功效，临床上用于治疗虚寒腹泻、遗尿等多种疾病[1, 2]。为了探讨益智缩尿的物质基础，对7种益智提取物，运的水负荷大鼠的缩尿功效进行了研究，以期揭示益智缩尿的物质基础。

**1. 提取物的制备**

(1)益智挥发油：益智粉碎后，加 6 倍量水，采用水蒸气蒸馏的方法提取挥发油，以吐温 80 配成相应的给药浓度。

(2)益智醇提物：益智粉碎后，加 8 倍量的 95%乙醇溶液，回流提取 1 次，提取时间为 1h，减压回收乙醇至无醇味，以吐温 80 配成相应的给药浓度。

(3)益智果壳醇提物：益智粉碎后，以 14 目分样筛筛选益智仁果壳，加 8 倍量的 95%乙醇溶液，回流提取 1 次，提取时间为 1h，减压回收乙醇至无醇味，以吐温 80 配成相应的给药浓度。

(4)益智果仁醇提物：益智粉碎后，以 14 目分样筛筛选益智仁果仁，加 8 倍量的 95%乙醇溶液，回流提取 1 次，提取时间为 1h，减压回收乙醇至无醇味，以吐温 80 配成相应的给药浓度。

(5)益智大孔树脂乙醇洗脱物：益智粉碎后，以 8 倍量的 95%乙醇溶液回流提取 1h，提取液减压回收至无醇味，以 2 倍量的 50%乙醇溶液溶解，上 HP-20 大孔吸附树脂，上样 2 次，先以 5 倍量的 50%乙醇溶液洗脱，减压回收 50%乙醇溶液洗脱液至无醇味，以吐温 80 配成相应的给药浓度，得益智大孔树脂 50%乙醇溶液洗脱物，继续以 5 倍量的 90%乙醇洗脱，减压回收 90%乙醇溶液洗脱液至无醇味,以吐温80配成相应的给药浓度,得益智仁大孔树脂90%乙醇溶液洗脱物。

(6)圆柚酮:取圆柚酮化合物,以吐温80配成相应的给药浓度。

**2. 分组与给药** 取筛选合格的大鼠80只,按尿量、体重均匀分为正常组、模型组、缩泉丸组、益智挥发油组、益智醇提取组、益智果壳醇提取组、益智果仁醇提物组、益智大孔树脂50%乙醇溶液洗脱物组、益智90%乙醇溶液洗脱物组、圆柚酮组,每组8只动物。每组按5 mL/kg灌胃给药10天,正常组和模型组给予等体积的生理盐水,分别于给药前和末次给药1 h后按25mL/kg灌胃去离子水,正常组不给水负荷,挤尽膀胱余尿,置代谢笼中分别观察给药前和给药后2 h尿量及首次排尿时间。

**3. 实验结果** 与模型组相比,益智仁醇提取组、益智仁果仁醇提物组和圆柚酮组可以显著降低大鼠2 h尿量,益智仁90%乙醇溶液洗脱物组具有降低大鼠尿量的趋势。见表5-3。

表5-3 益智各提取物(成分)对水负荷多尿模型大鼠尿量的影响($\bar{x}\pm s$, $n=8$)

| 组别 | 剂量 | 2h尿量(mL) | 尿量减少率(%) |
|---|---|---|---|
| 正常组 | — | 0.92±0.68 | — |
| 模型组 | — | 4.85±1.04 | — |
| 缩泉丸组 | 3.0g/kg | 3.92±0.93 | 19.18 |
| 益智挥发油组 | 7.5 g/kg | 5.21±1.13 | −7.42 |
| 益智醇提物组 | 7.5 g/kg | 3.15±0.86[②] | 35.05 |
| 益智果壳醇提物组 | 7.5 g/kg | 5.05±1.02 | −4.12 |
| 益智果仁醇提物组 | 7.5 g/kg | 3.47±0.83[②] | 28.45 |
| 益智大孔树脂50%洗脱物组 | 7.5 g/kg | 4.35±1.32 | 10.31 |
| 益智大孔树脂90%洗脱物组 | 7.5 g/kg | 3.48±1.12 | 28.25 |
| 圆柚酮组 | 60 mg/kg | 3.28±1.06[①] | 32.37 |

注:①与模型组比较,$P<0.05$,②与模型组比较,$P<0.01$

大鼠水负荷实验进一步显示,益智果仁提取物的缩尿活性明显优于益智果壳提取物,验证了"益智缩尿的活性成分主要存在于益智果仁中"的假设。结合倍半萜的代表性成分圆柚酮的缩尿实验,发现圆柚酮可以明显地减少大鼠2 h尿量。可以基本确定益智中倍半萜类化合物对缩尿功效有较大贡献。

**(二)益智活性成分对腺嘌呤诱导的大鼠肾损伤的保护作用**

海南医学院采用腺嘌呤诱导的大鼠肾损伤模型,对益智主要活性成分圆柚酮治疗大鼠肾损伤的作用进行了研究,结果显示圆柚酮对大鼠肾损伤具有较好的治疗作用。

**1. 造模** 取SD大鼠(180~220g)按150 mg/kg灌胃腺嘌呤混悬溶液,连续2周,用代谢笼别收集24h尿量,测定血清尿素氮(BUN)和肌酐(SCr)。

**2. 分组及给药** 取模型成功后的大鼠48只,随机分为6组,即模型组,黄葵胶囊组(0.75 mg/kg),圆柚酮高剂量组(20 mg/kg),圆柚酮中剂量组(10 mg/kg),圆柚酮低剂量组(5 mg/kg),另取正常大鼠8只,设正常组。正常组与模型组灌胃等体积0.5%的CMC-Na溶液,药物组每日灌胃1次,不限制饮食和水,连续灌胃2周。

**3. 实验结果**

(1)尿蛋白:与模型组相比,给药2周后各给药组则明显降低,其中圆柚酮高剂量组较低剂量组降低明显,但是24h尿量未见明显改变,结果见表5-4。

表 5-4 不同剂量圆柚酮对 CKD 大鼠 24h 尿蛋白的影响($\bar{x} \pm s$, $n=8$)

| 组别 | 剂量(mg/kg) | 24h 尿量/100g(单位) | 给药两周尿蛋白/mg |
|---|---|---|---|
| 正常组 | — | 5.24±1.25 | 435.87±213.02 |
| 模型组 | 150 | 9.40±1.64① | 1306.03±153.30① |
| 黄葵胶囊组 | 0.75 | 9.30±2.98 | 681.19±248.14② |
| 圆柚酮高剂量组 | 20 | 10.66±2.67 | 937.31±231.29② |
| 圆柚酮中剂量组 | 10 | 9.56±2.13 | 968.51±241.53② |
| 圆柚酮低剂量组 | 5 | 9.27±1.23 | 1056.18±251.23 |

注：①与正常组比较 $P<0.01$，②与模型组比较 $P<0.05$

(2)肾功能结果：与模型组相比，圆柚酮低剂量组小鼠的 IS 略微升高，其他给药组小鼠的 SCr、BUN、IS 降低明显，其中高剂量组大鼠血清中 BUN、IS 降低较低剂量组明显，而低剂量组血清中 SCr 较高剂量组降低明显，见表 5-5。

表 5-5 不同剂量圆柚酮对 CKD 大鼠的 BUN、Scr、IS 影响($\bar{x} \pm s$, $n=8$)

| 组别 | 剂量(mg/kg) | 给药两周 | | |
|---|---|---|---|---|
| | | BUN(mmol/L) | Scr($\mu$mol/L) | IS(ng/mL) |
| 正常组 | — | 13.87±3.82 | 199.19±59.39 | 1117.89±63.29 |
| 模型组 | 150 | 36.42±15.01① | 368.66±82.01② | 3652.55±1990.79① |
| 黄葵胶囊组 | 0.75 | 14.69±5.54③ | 236.56±69.27③ | 1802.14±905.77 |
| 圆柚酮高剂量组 | 20 | 29.54±10.44 | 287.38±55.96③ | 2665.39±937.77③ |
| 圆柚酮中剂量组 | 10 | 32.19±9.85 | 271.56±42.57 | 2814.57±1042.57 |
| 圆柚酮低剂量组 | 5 | 35.79±11.84 | 264.35±78.54 | 3731.26±2288.71 |

注：①与正常组比较 $P<0.05$，②与正常组比较 $P<0.01$，③与模型组比较 $P<0.05$

(3)病理形态：与模型组相比，各组大鼠肾病均有不同程度减轻，其中圆柚酮高剂量组>圆柚酮中剂量组>黄葵胶囊组>圆柚酮低剂量组见图 5-38。

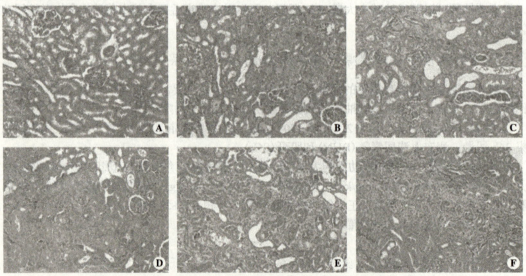

图 5-38 圆柚酮对腺嘌呤致 CKD 实验病理切片图(HE 染色，200×)
A 正常组；B 模型组；C 黄葵胶囊组；D 圆柚酮高剂量组；E 圆柚酮中剂量组；下圆柚酮低剂量组

由以上结果可以看出，圆柚酮可以明显降低尿液中 24h 尿蛋白和血液中尿素氮、肌酐、硫酸吲哚醇的含量,提示圆柚酮可以显著改善肾损伤,恢复肾脏功能。病理切片也显示圆柚酮可以显著改善肾损伤,减轻肾小管扩张,降低肾脏尿酸沉积,缓解肾脏炎症及纤维增生。

(三)益智提取物对肾损伤的代谢组学研究[67]

海南医学院李永辉等人对益智提取物的肾保护作用进行了血浆和尿液的代谢组学研究,结果发现益智提取物对21种代谢物具有调节作用,其中对9种代谢物具有显著的调节作用(见图5-39)。

益智提取物的尿液代谢组学研究显示(表5-6),益智提取物对肾损伤大鼠尿液中的胍丁胺、环磷酰胺具有显著的上调作用,提示益智可能通过促进胍丁胺和环磷酰胺的分泌,减轻肾脏的炎症损伤和氧化降解,降低尿液中肾损伤物质硫酸吲哚醇的含量,同时促进嘌呤代谢产物 7-甲基鸟嘌呤的排泄,减轻肾脏损伤。

益智血浆代谢组学显示(表5-7),益智提取可以显著降低血浆中肾毒性物质硫酸吲哚酚、对甲酚硫酸盐的含量,显著降低尿酸类毒性代谢物马尿酸、犬尿酸的含量,提示益智提取物通过对血浆中肾毒性物质的代谢,产生降低肾损伤在作用。

表5-6 大鼠尿液中的代谢物变化及代谢途径

| 编号 | tR(min) | m/z | 分子式 | 代谢物 | 模型组影响 | 益智组影响 | 代谢途径 |
|---|---|---|---|---|---|---|---|
| 1 | 6.73 | 130.1263 | $C_5H_{14}N_4$ | Agmatine | ↓** | ↑### | Arginine and proline metabolism |
| 2 | 1.99 | 166.0432 | $C_6H_6N_4O_2$ | Methylxanthine | ↓*** | ↑ | Caffeine metabolism |
| 3 | 4.01 | 179.0612 | $C_9H_9NO_3$ | Hippuric acid | ↓*** | ↑ | Phenylalanine metabolism |
| 4 | 2.82 | 384.1248 | $C_{14}H_{20}N_6O_5S$ | S-Adenosyl-L-homocysteine | ↓*** | ↑ | Cysteine and methionine metabolism |
| 5 | 4.99 | 212.0054 | $C_8H_6NO_4S$ | Indoxyl sulfate | ↑*** | ↓### | Tryptophan metabolism |
| 6 | 5.21 | 174.0774 | $C_{10}H_{10}N_2O$ | Indole-3-acetamide | ↑* | ↓ | Tryptophan metabolism |
| 7 | 5.2 | 193.0599 | $C_7H_7N_5O_2$ | N-2-Acetylguanine | ↓** | ↑ | Unknown metabolism |
| 8 | 4.38 | 189.0755 | $C_7H_{11}NO_5$ | N-Acetyl-L-glutamic acid | ↓** | ↑ | Arginine and proline metabolism |
| 9 | 5.78 | 243.0956 | $C_9H_{13}N_3O_5$ | Cytidine | ↓** | ↑# | Pyrimidine metabolism |
| 10 | 9.23 | 329.0579 | $C_{10}H_{12}N_5O_6P$ | Cyclic AMP | ↓*** | ↑## | Purine metabolism |
| 11 | 5.43 | 165.0667 | $C_6H_7N_5O$ | 7-methylguanine | ↓** | ↑## | Unknown metabolism |
| 12 | 5.67 | 214.0288 | $C_5H_{11}O_7P$ | 2-deoxyribose-5-phosphate | ↓ | ↑ | Unknown metabolism |

注:与正常组相比,*$P<0.05$,**$P<0.01$;***$P<0.01$;与模型组相比,#$P<0.05$,##$P<0.01$,###$P<0.001$

表5-7 大鼠血浆中代谢物的变化及代谢途径

| 编号 | tR(min) | m/z | 分子式 | 代谢物 | 模型组影响 | 益智组影响 | 代谢途径 |
|---|---|---|---|---|---|---|---|
| 1 | 4.56 | 256.2425 | $C_{16}H_{32}O_2$ | Palmitic acid; | ↓** | ↑ | Fatty acid metabolism |
| 2 | 4.45 | 195.2137 | $C_{10}H_{13}NO_3$ | Tyrosine Methyl Ester | ↑** | ↓ | Phenylpropanoid biosynthesis |
| 3 | 3.34 | 130.1263 | $C_5H_{14}N_4$ | Agmatine | ↑** | ↑ | Arginine and proline metabolism |
| 4 | 3.32 | 212.0054 | $C_8H_6NO_4S$ | Indoxyl sulfate | ↑*** | ↓## | Tryptophan metabolism |
| 5 | 3.32 | 132.0545 | $C_4H_8N_2O_3$ | Asparagine | ↑*** | ↓## | Alanine, aspartate and glutamate metabolism |
| 6 | 4.00 | 188.0136 | $C_7H_8O_4S$ | p-Cresol sulfate | ↑*** | ↓# | Unknown metabolism |
| 7 | 4.00 | 189.0456 | $C_{10}H_7NO_3$ | Kynurenic acid | ↑*** | ↓## | Unknown metabolism |
| 8 | 8.46 | 179.0568 | $C_9H_9NO_3$ | Hippuric acid | ↑*** | ↓### | Unknown metabolism |
| 9 | 3.11 | 175.0974 | $C_6H_{13}N_3O_3$ | Citrulline | ↑* | ↓ | Alanine, aspartate and glutamate metabolism |

注:与正常组相比,*$P<0.05$,**$P<0.01$,***$P<0.001$;与模型组相比,#$P<0.05$,##$P<0.01$,###$P<0.001$

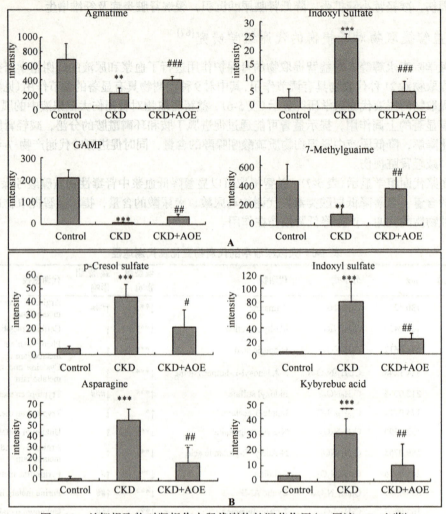

图 5-39　益智提取物对肾损伤大鼠代谢物的调节作用（A 尿液，B 血浆）

## 三、益智对神经系统药理学研究

神经系统是人体内起主导作用的功能调节系统。内、外环境的各种信息，由感受器接受后，通过周围神经传递到脑和脊髓的各级中枢进行整合，再经周围神经控制和调节机体各系统器官的活动，以维持机体与内、外界环境的相对平衡。人类的神经系统高度发展，特别是大脑皮层不仅进化成为调节控制人体活动的最高中枢，而且进化成为能进行思维活动的器官。学习、记忆是脑的重要功能之一，电击、脑部缺血缺氧、应激等都可形成记忆障碍。活性氧化物质包括超氧自由基、羟自由基和过氧化氢（$H_2O_2$），可使脂质、蛋白质和 DNA 氧化而损害神经细胞。

常见的神经系统变性疾病包括帕金森病（idiopathic Parkinson's disease，PD）和阿尔茨海默病（Alzheimer disease，AD）。PD 也称为震颤麻痹（paralysis agitans，shaking palsy），是中老年人最常见的锥体外系疾病。其临床特征主要表现为异常的运动行为，如静止震颤、肌肉僵直、运动迟缓和姿势反射受损，它的神经性病理特征是黑质致密部多巴胺（DA）能神经元显著减少，5-羟色胺（5-HT）和去甲肾上腺素亦稍减少，但并非主要病因。DA 为纹状体的抑制性调节递质，抑制兴奋性调节递质乙酰胆碱（acetylcholine，Ach）。DA 与 Ach 比例达到平衡时，黑质-纹状体通路兴奋传导正常；当黑质-纹状体神经纤维末梢囊泡内 DA 发生变性时，居于纹状体上的神经末梢处 DA 不足，导致 DA 含量下降，相对 Ach 活性增强、亢进，最终导致 PD 的发生。目前普遍认为，遗传因素可使患病易患性增加，并在环境因素及年龄老化的共同作用下，通过氧化应激、线粒体功能缺陷、钙超载、兴奋性氨基酸毒性、免疫异常、细胞凋亡等机制导致黑质 DA 能神经元大量变性。外在环境某些化学物质可选择性地破坏神经元而诱发，如甲基苯甲氢吡啶（MPTP）是一种选择性作用于黑质纹状体系统的神经毒性物质，抑制线性粒体呼吸链复合物 I 活性，使 ATP 生成减少，并促进自由基生成和氧化应激反应，导致 DA 能神经元变性死亡。AD 又叫老年性痴呆，是一种中枢神经退行性疾病，起病隐袭，病程呈慢性进行性，是老年期痴呆最常见的一种类型。主要表现为渐进性记忆障碍、认知功能障碍、人格改变及语言障碍等神经精神症状，严重影响社交、职业与生活功能。AD 患者胆碱能神经元丢失严重，脑内胆碱能神经系统受到损伤，海马和新皮质的 Ach 和乙酰胆碱转移酶（ChAT）显著减少。Ach 由 ChAT 合成，皮质胆碱能神经元递质功能紊乱被认为是记忆障碍及其他认知功能障碍的原因之一。Meynert 基底核是新皮质胆碱能纤维的主要来源，AD 早期此区胆碱能神经元减少，是 AD 早期损害的主要部位，出现明显持续的 Ach 合成不足。ChAT 减少也与痴呆的严重性、老年斑数量增多及杏仁核和脑皮质神经原纤维缠结的数量有关。AD 患者脑内毒蕈碱 M2 受体和烟碱受体显著减少，M1 受体数相对保留，但功能不全，与 G 蛋白第二信使系统结合减少。其特征性病理改变为 β-淀粉样蛋白（Aβ）沉积形成的细胞外老年斑和 tau 蛋白过度磷酸化形成的神经细胞内神经原纤维缠结，以及神经元丢失伴胶质细胞增生等。

益智作为药食同源的两用品，对人的神经系统具有重要的保护作用。益智能抑制中枢神经系统，起到镇静催眠的作用。刘冰[68]等利用自主活动仪、延长戊巴比妥钠睡眠时间和戊巴比妥钠阈下催眠剂量，观察高、低剂量益智仁水提取物、醇提取物和不同极性部位（80、240 mg/kg）对小鼠的自主活动、入睡率、入睡潜伏期与持续睡眠时间的影响。结果表明益智仁醇提取物氯仿层、正丁醇层和水提取物均能显著抑制小鼠自主活动次数、减少自主活动时间，增加阈下剂量戊巴比妥钠引起的小鼠入睡率，并可延长戊巴比妥钠阈上剂量的小鼠睡眠维持时间，从而证明益智仁的镇静催眠作用以及益智仁的活性部位。

在诸多相关典籍记载中，中药益智仁都有健脑益智的功效。其药味辛，性温，入脾、肾经，历代医家及本草论著都说益智能补肾壮阳，提高记忆力，悦色延年。现代学者认为益智对学习记忆障碍有改善作用：益智对神经细胞具有抗氧化、抗衰老、减轻兴奋性毒性等作用，有效地保护神经细胞，防止神经细胞衰老和死亡，提高人的记忆与认知能力，从而发挥对 PD 和 AD 等神经性疾病的预防及治疗作用。

李傅尧等[69]通过研究益智仁对离体培养大鼠皮层神经元分谷氨酸（Glu）损伤模型的保护作用，发现益智仁对线粒体功能具有保护作用，并能够有效地降低细胞的死亡。其作用机理是益智仁对初期和后期损伤细胞的保护作用，证实了益智仁确实有提高记忆能力的作用。

Wong 等[70]研究发现益智仁的乙醇提取物对神经细胞 tau 蛋白的磷酸化有抑制作用，tau 蛋白磷酸化是 AD 病人脑中神经纤维缠结形成的重要标志。

海马是大脑的一个重要结构，它在学习和记忆功能以及调节神经内分泌和自主神经活动中起着重要作用。海马也是介导应激反应的重要脑区，对认知性应激反应尤为重要。同时，海马富含各种信使受体，是应激激素作用的一个靶区，也是大脑具有可塑性和极易受损的一个脑区。许多损伤因素如休克、缺氧、头部创伤和癫痫发作均可引起海马的损害。慢性束缚应激主要使大鼠海马 CA3 区在形态、结构上出现一系列损害：锥体细胞数减少，顶树突缩短，电镜下细胞固缩，核膜皱缩，线粒体脊模糊，空泡样变性，粗面内质网模糊不清等，而不发生在 CA1 区。应激性海马神经元损伤的重要原因之一是糖皮质激素诱导的 Glu 和 $Ca^{2+}$ 依赖的 N-甲基-D-天冬氨酸（N-methyl-D-aspartate，NMDA）受体的兴奋性作用。NMDA 受体分为 NR1、NR2 和 NR3 亚基，其中 NR2 又由 NR2A，NR2B，NR2C，NR2D 亚基组成，NR1 是受体通道复合体基本的功能亚单位，NR2 是调节亚单位，其中 NR2A 和 NR2B 是分布于海马的主要调节亚单位，它们以多种方式构成完整的NMDA受体复合体，对其活性进行调节。位于突触的NMDA受体可起到保护细胞的作用，而突触以外的NMDA受体则激发细胞的毒性作用，促进细胞坏死和凋亡，其中NR2A亚基主要表达于突触，NR2B亚基主要表达于突触以外的部位如胞浆、轴突膜和树突膜等。所以，NR2A和NR2B分别被认为是神经元保护因子和神经元坏死因子。慢性复合应激对大鼠海马NMDA受体NR2A，NR2B亚基的表达增强，慢性应激使大鼠海马NMDA受体NR2A mRNA，NR2B mRNA含量增加，且电针干预后NR2A mRNA、NR2B mRNA含量有明显降低等。目前研究提示NMDA受体的变化是应激损伤海马神经元机制的一个环节，采取相应手段干预该环节可以缓解应激所致的损伤。孙莉等[71]采用益智仁水提取物灌胃观察束缚应激对大鼠海马CA3区神经元的保护作用，以探索其抗应激作用。研究发现益智仁组大鼠海马CA3区锥体细胞排列较整齐、密集，细胞有光晕，突起基本完整，胞膜较完整，胞体呈菱形或三角形，胞质较均匀，胞核较清晰。且锥体细胞数接近于正常组，说明益智仁对束缚应激引起的海马CA3区锥体细胞损伤有一定的保护作用，益智仁对束缚应激大鼠的一般状况也有一定程度的改善作用。随后孙莉等[72]又采用免疫组织化学反应方法，研究益智仁对慢性束缚应激大鼠海马神经元NMDA受体NR2B亚基表达的调节作用。研究结果显示，模型对照组与正常对照组比较，大鼠海马神经元CA1区与CA3区NMDA受体亚基NR2B表达明显增多，益智仁治疗组与模型对照组比较，能够降低束缚应激大鼠海马CA1区与CA3区NMDA受体亚基NR2B的表达，具有一定的调节作用，从而说明了益智仁具有抗应激作用。

海马胆碱能通路在空间记忆中发挥重要的作用，基底神经核（NBM）和内侧隔核是脑内主要胆碱能神经元的分布区，它们发出纤维投射到海马和大脑皮质，所释放的Ach占大脑皮质释放Ach的绝大部分。氢溴酸东莨菪碱是一种抗胆碱能药，为M受体阻断药，能阻断Ach对M受体的激动作用，可模拟Ach分泌不足而致学习记忆功能障碍。导致AD结果最为明显的是Ach和谷氨酸的减少，前脑胆碱能神经元的退变以及皮质和海马Ach的减少。石绍淮等[73]采取先确定有效部位后再系统分离的方法，对益智仁不同极性部位的提取物进行动物行为学研究和生化指标的测定，以确定改善氢溴酸东莨菪碱诱导的记忆障碍的有效部位。通过对小鼠血清超氧化物歧化酶（SOD）、大脑皮质ChAT和海马乙酰胆碱酯酶（AchE）酶活力测定，发现益智仁正丁醇部位的抗衰老功效不仅对自由基产生作用，同时也可以有效提高AD模型小鼠脑内皮质ChAT活性和降低海马AchE的活性，从而抑制氢溴酸东莨菪碱阻断Ach的作用来防治AD。而且，他们还确定了正丁醇提取物是益智仁抗AD的有效部位，认为正丁醇提取物很可能含有既能改善胆碱能系统、修复胆碱能神经元，又能抗氧化、进行自由基清除的有效成分。

Koo等[74]报道了益智仁水提取物能够抑制局部缺血造成的神经元细胞凋亡，清除由一氧化氮（NO）介导的自由基或对抗它们的毒性，并能从局部缺血损伤中拯救海马CA1神经元，从而改善由于局部缺血造成的学习能力缺失。益智仁水提取物对Aβ介导及局部缺血导致的神经细胞损伤具有明显的保护作用，认为其作用的机理可能是通过清除NO介导的自由基的形成或抑制其毒性。Aβ是由淀粉样前体蛋白水解产生的多肽，当脑内Aβ生成大于降解，就会异常聚集和沉积在脑组织内，促发炎症反应、最终导致神经元纤维缠结、轴突损伤和突触丢失。此外，Aβ还能通过细胞外信号调节激酶（ERK）及P38MAPK途径活化NF-κB，上调COX-2的表达，从而诱导神经元的凋亡，导致记忆力和智能减退。

脑缺血-再灌注也可造成脑功能严重受损。脑缺血时脑细胞生物电发生改变，出现病理性慢波，缺血一定时间后再灌注，慢波持续并加重。颞叶组织内神经递质性氨基酸代谢发生明显变化，即兴奋性氨基酸（Glu和天门冬氨酸）随缺血-再灌注时间延长而逐渐降低，抑制性氨基酸（丙氨酸、γ-氨基丁酸、牛黄酸和甘氨酸）在缺血-再灌注早期明显升高。缺血-再灌注损伤时间越长，兴奋性递质含量越低，脑组织超微结构改变越明显。该过程是多种机制参与的一种复杂病理生理过程，主要与自由基过度形成、兴奋性氨基酸毒性作用、细胞内钙超载、炎性反应等多种机制有关，多种环节因素之间又互相作用，进一步促进脑缺血-再灌注损伤后的神经功能破坏、脑梗死灶形成。脑缺血-再灌注损伤后通常出现神经细胞死亡和迟发性神经细胞死亡两种形式，后者是一种细胞主动性死亡，称之为凋亡，是脑缺血-再灌注损伤的最重要形式，受基因调控影响。脑缺血再灌注可导致严重的迟发性神经元损伤，影响患者的预后和功能恢复。裴家森等[75]通过建立大鼠局灶性脑缺血再灌注模型，观察了益智仁水提取物对大鼠局灶性脑缺血再灌注的保护作用以及对认知功能的影响。采用灌胃益智水提取物预处理后，通过线栓法制备大鼠右侧大脑中动脉栓塞缺血再灌注模型，观察不同剂量益智水提物对脑缺血再灌注大鼠的神经功能状态、脑梗死体积、脑含水量的影响。同时，通过跳台实验和Y型迷宫实验观察益智水提物对脑缺血再灌注大鼠学习记忆能力的影响。研究结果表明，益智仁可明显改善大鼠神经病学症状，降低脑水肿程度和脑梗死体积，并使神经病学症状得到明显改善，其药理作用呈现出剂量依赖性，表明益智水提取物对脑缺血再灌注神经元损伤具有良好保护作用。另外，本实验通过跳台实验和Y型迷宫实验发现益智水提取物对脑缺血再灌注后学习记忆能力具有明显的恢复作用，能很好地改善学习记忆和认知功能。

氧化应激也是脑老化所致学习记忆能力减退的主要机理之一。随着年龄的增加，脑内的抗氧化酶活性减弱，脂质过氧化物产生增多，脑内的抗氧化防御机制不足以抵抗随年龄增加的氧化损伤机制，致使神经细胞功能发生障碍导致学习记忆能力减退。脑内的氧化应激指标主要有SOD、谷胱甘肽过氧化物酶(GSH-Px)活力及丙二醛(MDA)含量等。脑内SOD和GSH-Px活力增加、MDA含量下降时可增强脑组织的抗氧化能力，从而延缓脑老化。D-半乳糖诱导脑老化模型是国内外公认的通过氧化应激诱导脑老化的动物模型，嵇志红等[76]采用学习记忆行为训练和生化测定相结合的方法，探讨了益智仁水提取物对D-半乳糖诱导脑老化小鼠学习记忆能力的影响。研究结果显示，模型组小鼠学习记忆能力严重减退，而益智水提物可显著改善D-半乳糖所致脑老化小鼠学习记忆能力减退现象。模型组小鼠海马SOD活力显著降低，MDA含量显著升高，说明模型组小鼠脑抗氧化能力显著减弱。益智水提物组小鼠海马SOD活力显著升高，MDA含量显著降低，其作用呈剂量依赖关系，说明益智水提物可显著提高脑老化小鼠的学习记忆能力，其作用机理与其抗氧化作用有关。

6-羟基多巴胺(6-OHDA)能引起体内外DA能神经元死亡，因此被普遍用于建立PD病理模型。它的神经毒性机制是产生自由基，并引起细胞炎症反应和凋亡。Zhang等[77]发现益智乙醇提取物可剂量依赖地预防和修复PC12细胞上6-OHDA引起的DA能神经损伤，增加细胞活力，抑制细胞死亡，同时，可减弱PD斑马鱼模型自发活动障碍。DA能神经保护作用机制包括抗炎作用(下调IL-1β和TNF-α的基因表达)和抗氧化作用(抑制NO产生和iNOS表达)。同时，PI3K-AKT通路可能与益智神经保护作用有关。

1-甲基-4-苯基-1,2,3,6-四氢吡啶(MPTP)是一种神经毒素，能够通过破坏黑质中产生DA的神经细胞而导致类似于PD的症状。MPTP在脑内由单胺氧化酶B(MAO-B)催化生成与DA结构相似的1-甲基-4-苯基吡啶离子(MPP$^+$)，被DA转运体(MDA)载入DA能神经元内，阻断线粒体NADH氧化呼吸链，造成ATP衰竭和细胞死亡。MPP$^+$与神经黑色素有高亲和性，选择性损伤中枢神经系统内含有高浓度神经黑色素的DA能神经元，造成DA能神经元ATP耗竭，并通过促进活性氧和NO的生成而发挥毒性作用，对DA能神经元造成选择性的损伤而出现坏死和凋亡。采用MPTP建立的PD小鼠模型的生物化学和组织化学特点均符合临床PD的显著特征，因此被广泛运用于帕金森氏症各种动物模型的研究。黄凌等[78-80]选取MPTP模型观察益智仁挥发油对脑内DA能神经元的抗凋亡作用，并从凋亡调控基因的角度探讨其保护机制。研究结果显示，益智挥发油可显著升高MPTP诱导的PD小鼠纹状体DA含量和黑质致密部Bcl-2免疫阳性细胞数，抑制高香草酸(HVA)、还原型谷胱甘肽(GSH)和MDA含量升高及SOD活性和5-HT含量的降低，减少caspase 3免疫阳性细胞数。SOD和GSH是重要的氧自由基清除剂，可反映组织抗氧化损伤能力。SOD通过歧化反应清除负氧离子，对氧化损伤起重要的保护作用。GSH位于线粒体内，可催化$H_2O_2$还原成$H_2O$，从而阻止从$H_2O_2$和铁(铁和$H_2O_2$发生氧化还原反应)生成毒性更强的$OH^-$，起到保护细胞结构和功能完整的作用。MDA为体内脂质过氧化反应的最终代谢产物，组织MDA水平间接反映体内氧自由基的代谢状况，也反映了组织受自由基攻击程度。Caspase 3在诱导细胞凋亡的分子机制中起关键作用，活化的Caspase3可以激活一种可以剪切DNA的酶，即DNA片段化因子，还可以剪切凋亡抑制因子 Bcl-2，抑制抗凋亡作用，抑制 Caspase 3 的活性可以达到神经保护作用。益智挥发油可增加 PD 模型小鼠抗自由基损伤的能力，减少 PD 模型小鼠黑质致密部凋亡小体的表达，实验结果表明了益智挥发油的脑保护作用可能与其增加脑内纹状体单胺类神经递质释放、减轻氧化应激反应以及减少黑质致密部神经元凋亡等因素有关。进一步研究还发现，益智仁挥发油高、中剂量组小鼠黑质神经元内尼氏小体和酪氨酸羟化酶表达阳性细胞数显著增多，而凋亡细胞数量显著减少。进而得出益智挥发油能对抗 PD 模型小鼠黑质神经元细胞凋亡。

An 等[81]从益智仁的乙酸乙酯提取物中分离得到 3,4-二羟基苯甲酸，即原儿茶酸(PCA)，选用与 DA 能神经元有许多相似特征的 PC12 细胞为实验对象，以 MPP$^+$为神经毒素诱导细胞损伤，从而建立了体外多巴胺能细胞的氧化应激模型，探讨 PCA 对神经细胞损伤的保护作用机制。研究发现 PCA 具有剂量依赖性地抑制 MPP$^+$诱发的 PC12 细胞神经毒性作用。同时，PCA 增强 PC12 细胞 SOD 和过氧化氢酶(CAT)的活力。此外，PCA 也剂量依赖性地降低了 PC12 细胞中 $H_2O_2$ 或硝普钠(SNP)诱导的细胞死亡。提示 PCA 可能是治疗由氧化应激诱导的神经退化性疾病的候选药物。关水等[82]利用 $H_2O_2$ 造成 PC12 细胞的直接氧化应激损伤，探讨 PCA 在神经细胞中的抗氧化机制。培养液中乳酸脱氢酶(LDH)的测定与 MTT 的结果基本一致，PCA 剂量依赖地减少了细胞中 LDH 的漏出；通过细胞核的形态观察以及流式细胞仪的分析，PCA 可以减少 $H_2O_2$ 介导的 PC12 细胞凋亡性死亡；PCA 抗 $H_2O_2$ 氧化应激损伤的保护作用与细胞内 GSH 水平的提高及 SOD 和 CAT 的激活相关，虽然 GSH-Px 的活性并没有显著变化；另外，$H_2O_2$ 和 $Fe^{2+}$ 可以通过 Fenton 反应产生羟自由基，而 PCA 同样显著减弱了 $H_2O_2/Fe^{2+}$ 所致的细胞损伤。这些结果表明了在受活性氧(ROS)介导的氧化应激损伤时，PCA 可以保护质膜的完整性，提高细胞内 GSH 的含量，增强 SOD 和 CAT 的活性，从而减少细胞凋亡性的死亡。这个结果提示了 PCA 可以保持 PC12 细胞内的抗氧化防御体系处于正常的水平，甚至可以刺激细胞中抗氧化酶的表达而达到神经保护作用。另外，PCA 的抗氧化作用一部分可能与 Fenton 反应相关。有效的保持 PC12 细胞内的抗氧化防御体系处于正常的水平，从而抑制细胞的功能衰竭而死亡。

刘楠[83]报道了益智乙醇提取物及乙醇提取物中的氯仿部位、乙酸乙酯部位均具有拮抗谷氨酸兴奋性毒性的作用，表明了这些部位具有神经保护活性。从益智中分离得到的化合物 β-谷甾醇、杨芽黄素、益智酮甲、益智醇 C、刺参酮和 7-表-香科酮都具有神经保护活性，其中 β-谷甾醇活性最强。

另外，益智对周围神经的再生也具有重要的作用。施万细胞是周围神经系统中特有的一类神经胶质细胞，它包绕周围神经的轴突，是周围神经的成髓鞘细胞。施万细胞的外表面有基膜，能分泌神经营养因子、细胞外基质和细胞黏附分子，促进受损的神经元的存活及其轴突的再生。因此施万细胞作为神经损伤修复的关键因子，也逐渐成为目前神经毒理学领域的研究热点。Chang 等[84]研究益智提取物对施万细胞 RSC96 中丝裂原活化蛋白激酶(MAPK(ERK1/2、JNK 和 p38))介导的 PAs 和 MMP2/9 信号通路的作用，探讨益智提取物对施万细胞的迁移和神经再生的作用机制。MAPK 是细胞内的一类丝氨酸/苏氨酸蛋白激酶。ERK1/2 信号转导通路调控细胞生长和分化，而 JNK 和 p38 MAPK 信号转导通路在炎症与细胞凋亡等应激反应中也发挥重要作用。P38MAPK 可由缺血缺氧、炎症因子、氧自由基、内毒素等激活，激活后进入细胞核内，介导炎症、凋亡等生物学效应，同时 P38MAPK 还能激活大量炎症因子，而炎症因子又可强烈激活 P38MAPK 通路，形成一个不断增强的正反馈途径，炎症反应逐渐被放大，直接损伤神经元，最终导致记忆力及认知功能障碍。实验发现益智提取物在体内可增加施万细胞 uPA、tPA、MMP-9 和 MAPKs 的表达，而体外实验结果表明益智提取物是通过诱导 ERK1/2、JNK 和 p38 的磷酸化，进而激活了下游信号 PAs 和 MMPs 的表达。因此说明益智提取物对施万细胞的迁移和周围神经的再生起到了重要作用。

## 四、对骨质疏松的药理学研究[85]

研究益智水提取物(WEAO)对破骨细胞分化和破骨细胞介导骨破坏作用。破骨细胞分化实验中,在 RANKL 和 M-CSF 存在条件下培养小鼠骨髓来源的巨噬细胞(BMMs)。采用 RT-PCR 和免疫印迹(Western blotting)研究 RANKL 信号通路和调节破骨细胞分化转录因子的基因表达。NFATc1 的一种自发活性态被逆转录转导至 BMMs 中。在一块涂有无机晶体磷酸氢钙的平板上测定成熟破骨细胞的骨吸收活性。在 RANKL 诱导的小鼠骨质疏松模型中,采用微型电脑断层扫描和骨代谢标记分析评估体内骨破坏效应。结果表明益智水提取物在破骨细胞分化的早期阶段能剂量依赖性抑制 RANKL 诱导的破骨细胞分化。益智水提取物能抑制 RANKL 诱导的破骨细胞的主要调节因子-NFATc1 的表达。NFATc1 的一种自发活性态的过量表达会降低益智水提取物对破骨细胞分化的抑制作用,表明 NFATc1 是益智水提取物抑制作用的一个关键转录因子。益智水提取物通过抑制经典的 NF-κB 信号通路抑制 RANKL 诱导的 c-Fos(NFATc1 的一个上游因子)表达。益智水提取物也能抑制 RANKL 诱导的 NFATc1 的负调节因子:下游调节因子 Id2 和 Maf B。益智水提取物并不直接影响成熟破骨细胞的骨再吸收活性,通过抑制破骨细胞分化减弱对 RANKL 诱导的小鼠的骨破坏作用。研究结果表明益智水提取物通过抑制 RANKL 诱导的破骨细胞分化来保护骨丢失。表明益智水提取物可用于预防和治疗过量骨吸收相关的骨疾病。

## 五、益智的安全性与毒理学研究

### (一)益智挥发油的安全性[78]

通过益智挥发油对小鼠的安全性实验,发现益智挥发油安全性好,急性毒性 $LD_{50}$ =8.3269 mL/kg,相当于益智仁生粉给药量 2498.07 g/kg,是人体用量的 1000 倍以上。结果如表 5-8。

样品制备:采用水蒸气蒸馏法提取益智仁挥发油,即将干燥益智仁粉碎为益智仁粉末(80 目过筛),加 8 倍量蒸馏水,浸泡 6 h,蒸馏 6~8 h,得益智仁挥发油,提取率为 0.4%。以纯挥发油给药量 14 mL/kg 浓度益智仁乳剂为最高剂量组,各组给药量依次为 14、10.5、7.0、5.9、4.4、3.32 mL/kg。

研究发现大部分小鼠在短时间内出现精神状态欠佳,自主活动减少,呼吸急促,死亡时间在 24 h 内,死亡率与受试剂量成正比。根据表 5-8 测得的数据,用 Bliss 软件计算求得:回归方程 Y(Probit)=0.4214+5.8897log(D),半数致死量 $LD_{50}$ =8.3269 mL/kg,$LD_{50}$(Feiller 校正)95%的可信限为 7.037~10.060 mL/kg,$LD_5$ =4.3773 mL/kg,$LD_{95}$ =15.841mL/kg。

结果表明,急性毒性 $LD_{50}$ =8.3269 mL/kg,相当于益智仁生粉给药量 2498.07 g/kg,是人体用量的 1000 倍以上。

表 5-8 Bliss 法测定的益智仁挥发油对小鼠的急性毒性

| 组别 | 剂量 | 对数剂量 | 动物数 | 死亡数 | 死亡百分率(%) | 回归单位 | 回归概率 |
| --- | --- | --- | --- | --- | --- | --- | --- |
| 1 | 3.32 | 0.5211 | 10 | 0 | 0.00 | — | 2.648 |
| 2 | 4.4 | 0.6435 | 10 | 1 | 10.00 | 3.7183 | 3.3684 |
| 3 | 5.9 | 0.7709 | 10 | 2 | 20.00 | 4.1585 | 4.1187 |
| 4 | 7.9 | 0.8976 | 10 | 4 | 40.00 | 4.7471 | 4.8654 |
| 5 | 10.5 | 1.0212 | 10 | 6 | 60.00 | 5.2529 | 5.5931 |
| 6 | 14 | 1.1461 | 10 | 10 | 100.00 | — | 6.329 |

### (二)益智醇提取物的安全性

益智提取的安全性进行了评价(表 5-9,表 5-10),发现益智醇提取物安全可靠,可以用于药物的研发。

样品制备:采用 95%乙醇溶液对益智进行提取,得益智 95%醇提物,益智 95%醇提取物上 D101 大孔树脂,先以 50%乙醇溶液洗脱除杂,再用 90%乙醇溶液洗脱得益智乙醇洗脱物。

表 5-9 益智乙醇洗脱物急性毒性结果

| 组别 | 剂量/(g·kg) | 动物数 | 死亡数 | 死亡率(%) |
|---|---|---|---|---|
| 1 | 13.5 | 10 | 2 | 20 |
| 2 | 10.8 | 10 | 1 | 10 |
| 3 | 8.64 | 10 | 0 | 0 |
| 4 | 6.9 | 10 | 0 | 0 |

表 5-10 实验动物体重变化

| 组别 | 剂量/(g·kg) | 给药前体重/g | 给药后 14 d 体重/g |
|---|---|---|---|
| 1 | 13.5 | 20.3±1.1 | 28.1±3.64 |
| 2 | 10.8 | 21.3±0.8 | 26.9±2.97 |
| 3 | 8.64 | 18.77±0.9 | 27.9±3.42 |
| 4 | 6.9 | 19.64±1.2 | 28.77±4.11 |

死亡小鼠经解剖后手术显微镜下观察无明显组织病变，给药 14 d 后存活小鼠脱颈椎处死，取心、肝、脾、肺、肾、胃、小肠等主要组织器官，福尔马林固定，HE 染色，观察组织病理变化。结果未发现主要组织器官病变。

根据以上实验结果，确定益智仁提取物对昆明种小鼠的最大耐受量为 8.64 g/kg。

## 第三节 益智质量标准研究

中药质量标准是国家对中药的质量和检验方法所给予的技术规定，是中药生产、经营、使用、检验和监督管理部门共同遵守的法定依据。自 1985 年《药品管理法》颁布以来，中药质量标准成为药品生产必须遵循的法定依据[86]。

中药质量标准的内容包括名称(包括中文名称、英文名称和拉丁文名称)、基源(包括科属和种名)、药用部位、采收加工、性状、鉴别(包括显微鉴别、理化鉴别、薄层鉴别和其他色谱鉴别)、检查(包括杂质、水分、总灰质、酸不溶性灰分、重金属和农药残留等)、浸出物(包括水溶性浸出物、醚溶性浸出物、醇溶性浸出物等)、含量测定、炮制、性味与归经、功能与主治、用法与用量、注意事项、贮藏等。

随着科学技术的进步，中药质量标准水平随之不断提高[87]。从 1977 年开始对含生药原粉的中成药进行显微鉴定，少数品种以化学方法进行定性分析，个别品种以紫外分光光度法进行定量分析；至 1990 版药典中色谱分析方法得到了广泛的应用，特别是薄层色谱法用于化学成分的鉴别，在品种和检测方法均有了大幅度的增加，如万氏牛黄清心丸在 1990 版药典中增加了胆酸、猪去养胆酸、黄芩苷、栀子苷、盐酸小檗碱的薄层色谱鉴定；1995 版药典在 1990 版药典的基础上，质量检测标准有了进一步的提高，尤其是薄层鉴别的数量增加近 4 倍，几乎收载的中成药绝大多数都有薄层鉴别；至 2005 版《中国药典》，现代分析方法得到了大量的普及，特别是 TLC(薄层色谱法)鉴别和 HPLC(高效液相色谱法)含量测定均得到了广泛应用。与 2000 版相比，药材的 TLC 鉴别增加了 114 项，达到 342 项，油脂、提取物新增 15 项，制剂增加 539 项，共达到 1165 项，平均每种制剂有 2 项 TLC 鉴别。

然而 2010 版《中国药典》中有关中药益智的质量标准仍停留在检测益智果实挥发油含量的水平[88]，与现有中药质量发展趋势极其不协调。益智的含量测定指标仅为挥发油和圆柚酮的含量测定方法[89-90]，缺少多成分的定量方法。为了有效控制中药益智及其饮片的质量标准，我们对于中药益智质量标准进行了研究。

采用薄层色谱法及高效液相色谱法等先进技术建立了中药益智与原有标准对比提高的质量标

准。即建立了薄层鉴别、显微鉴别；建立了圆柚酮、杨芽黄素、益智酮甲三种功效成分同时测定含量检测方法；完善了水分、灰分及酸不溶性灰分等项的建立。为今后中药益智产品开发质量标准的建立奠定基础。

## 益 智
### Yizhi
### ALPINIAE OXYPHYLLAE FRUCTUS

本品为姜科植物益智 A. oxyphylla Miq.的干燥成熟果实。夏、秋间果实由绿变红时采收，晒干或低温干燥。

【性状】略。

【鉴别】

（1）本品粉末黄棕色。种皮表皮细胞长条形，常与下表皮细胞上下层垂直排列；薄壁细胞类圆形或椭圆形；内种皮细胞红棕色，壁厚，表面观多角形，胞腔内含硅质块；螺纹导管；纤维为单个散在或数根相聚；非腺毛长短不一；外胚乳细胞内充满细小淀粉粒。

（2）取本品粉末 1.0g，加 50%乙醇 10mL 超声处理 30min，离心，取上层清液作为供试品溶液。另取圆柚酮对照品，加 10mL 乙腈作为对照品溶液。照薄层色谱法（附录ⅥB）试验，吸取供试品溶液 5～10μL，对照品溶液 5μL，分别点于同一硅胶 G 薄层板上，以石油醚-乙酸乙酯(6：1)为展开剂，展开，取出，晾干，喷以 10%硫酸乙，放入 105℃烘箱中烘 5min，置紫外灯(365nm)下检视。供试品色谱中，在与对照品色谱相应的位置上显相同颜色的斑点。

【检查】

水分不得高于 15.0%《中国药典》（附录ⅨH 第二法）。

灰分总灰分不得高于 8.8%，酸不溶性灰分不得高于 0.7%（附录ⅨK）。

【含量测定】照高效液相色谱法（附录ⅨD）测定。

色谱条件与系统适用性试验色谱柱 phenomenex C6-phenyl(250mm×4.6mm, 5μm)色谱柱；以水（A）～乙腈（B）梯度洗脱：0～15min，A 为 70%；16～50min，A 为 56%；51～60min，A 为 56%；61～65min A 为 30%为流动相；紫外检测器，检测波长：240nm；流速：1mL/min；柱温：30℃。

对照品溶液的制备取圆柚酮对照品、杨芽黄素对照品、益智酮甲对照品，精密称定，加乙腈制成圆柚酮为 40μg/mL，杨芽黄素为 2μg/mL，益智酮甲为 25μg/mL 的混合溶液，即得。

供试品溶液的制备取本品粉末约 1g，精密称定，置烧瓶中，加 50%乙醇 20mL，置 150 mL 圆底烧瓶中，加热回流 1h，放冷，称定重量，滤过，精密吸取续滤液 0.5mL，与 0.5mL 超纯水混合，上固相萃取柱，先以 1 mL 50%乙醇洗去部分杂质，再以 95%乙醇洗脱至 1 mL 容量瓶中，定容至刻度，即得。

本品按干燥品计算，含圆柚酮不得少于 1.36mg/g，杨芽黄素不得少于 0.08 mg/g，益智酮甲不得少于 0.9 mg/g。

饮片

【炮制】益智果实除去杂质及外壳。用时捣碎。

【鉴别】同药材。

【含量测定】同药材。

盐益智果实去益智果实，照盐水炙法（附录Ⅱ D)炒干。用时捣碎。

【性味与归经】暖肾固精缩尿，温脾止泻摄唾。用于肾虚遗尿，小便频数，遗精白浊，腹中冷痛，口多唾涎。

【用法与用量】 3～10g。

【贮藏】置阴凉干燥处。

# 第四节 益智的药物代谢研究

## 一、研究背景

"中国中医药创新发展规划纲要（2006~2020年）"明确指出加强中药基础理论研究，建立中药基础研究、药理及代谢、药物相互作用等专业技术平台，探索方剂多组分的药物代谢与相互作用关系，研究中药复方组成成分的量效、时效、谱效和毒效关系，而中药多成分体内系统暴露和处置研究在上述诸多关键科学问题中发挥重要的"桥梁"作用。

中药"多成分"可以理解为成分来源的多样性、成分种类的多样性、成分含量的多样性、成分活性的多样性以及未知成分的多元性。多成分可以来源于单味药材，也可以来源于多药体系，亦可来源于加工制备过程，这提示我们不仅要关注直接来源于中药材的"原生化学成分"，还应关注配伍、制备过程可能产生的"次生化学成分"。成分种类多样包括同类成分中系列化合物、不同化学分类的多种化合物，各类化学成分之间药代属性可能相差很大，而同系物之间则可以表现出某些规律性，亦可显示很大的差异，这成为定量结构-药代关系的研究起点；同时，天然存在的结构多样性和结构的天然修饰为新药发现或先导化合物的发现提供了物质分子基础。成分的含量差异造成给药剂量的差异，多剂量成分的暴露可测性以及暴露可测成分的代表性是中药多成分暴露研究中需要解决的问题。成分活性的多样性体现在所含的成分可能具有药效学活性、药代活性或毒性等多种活性，其中，所谓药代活性成分是指自身在体内能达到一定暴露、对药物代谢酶、转运体等影响药物体内处置过程的调控单位产生抑制、诱导或激活作用的物质。这类活性成分可能不具备与中药治疗目的相一致的药效活性，但是其药代活性具有引起药物-药物相互作用的潜在可能，同样值得关注。未知成分是中药复杂化学背景的重要组成部分，未知物对已知成分体内暴露的影响评估及有效控制亦将成为中药多成分暴露研究的内容。综上，通过从不同侧面理解"多成分"的含义，突出了中药物质的来源、理化属性、生物学属性以及量的概念，确保更全、更准的化学成分进入中药多成分体内暴露研究的范畴。

药物暴露（drug exposure）是药物剂量与药物疗效、毒副作用之间相互联系的纽带。药物体内暴露是指药物或其活性代谢产物（active metabolite）体内浓度的经时变化，反映的是给药后药物在体内的动态水平，与药物的吸收（absorption）、分布（distribution）、代谢（metabolism）和排泄（excretion）（简称 ADME）密切相关。用于评价药物暴露的参数通常包括生物利用度（$F$）、血浆药物浓度-时间曲线下面积（AUC）、峰浓度（$C_{max}$）、谷浓度（$C_{min}$）、稳态药物浓度（$C_{ss}$）、疏点药物浓度（sparse plasma concentrations）、半衰期（$t_{1/2}$）等。实验目的、实验设计不同，评价参数也随之调整。

中药多成分体内暴露研究可尝试回答以下问题：①一定给药途径下给药后，体内物质暴露的形式、哪些物质表现出显著的暴露以及暴露的动态变化特征；②不同给药途径下暴露的差异；③给药剂量与暴露的关系；④消除途径对体内暴露的影响；⑤定量结构-药代动力学相互关系；⑥显著暴露物质对主要药物代谢酶和转运体的影响；⑦暴露的个体差异、性别差异及种属差异；⑧体内暴露与治疗目的相关性；⑨哪些物质能代表中药多成分的体内暴露；⑩复杂背景成分对显著暴露成分体内暴露的影响。

中药多成分系统暴露研究的重要性不言而喻，但是这项研究如上所述面临诸多困难。中药多成分体内系统暴露和处置研究中涉及两个复杂的系统，即机体和中药。种族、性别、年龄、疾病、环境和文化均是造成机体这一系统复杂多变的影响因素；而中药这一系统的复杂性则表现在所含成分的多样性并受到产地、种植、采收、加工等的影响。"如何进行中药多成分体内系统暴露和处置研究"这一关键科学问题直面以上两个复杂体系，到目前尚缺乏符合中药自身特征的研究模式与评价技术体系。因此，研究人员需要新型知识结构来理解和应对两大系统的复杂性，利用现代科学技术方法构建研究思路和技术方案。

美国FDA在《植物药新药研究指南》中推荐监测血中源于植物药(botanical drugs)的已知的活性成分、代表性成分或其他主要的化学成分。因为中药成分复杂，此"妥协"处理方法尽管简化了研究内容，但是却增加了潜在风险，因为药物具备的条件不仅是有效性，还必须安全、可控，尤其是血管内给药制剂。因此，中药化学成分研究成为中药多成分体内暴露研究的先决条件，化学成分研究的越明确、含量信息越翔实，对体内暴露研究越有利，实现中药"全物质谱"体内暴露研究的目标。

理论上，体内暴露研究的起点应该是确切知道研究对象的理化信息和剂量信息，如化学药品的研究；但是，因为诸多原因导致中药物质成分化学研究相对薄弱，迫使体内物质暴露研究工作前移，需首先确定中药中部分物质的结构、含量，无形中增加了中药多成分体内暴露研究的难度。

PHY906是由位于美国纽黑文市的PhytoCeutica公司开发的中药品种(源于中药黄芩汤，由黄芩、白芍、甘草和大枣组成)，现代研究证实其具有化疗保护作用[9-93]。耶鲁大学医学院Yung-Chi Cheng研究小组利用液质联用技术鉴定出PHY906中主要的64种化学成分[94]，据此进行严格的质量控制[95]；通过系统暴露研究鉴定出病人血中暴露的57个原型化合物和27个代谢产物[96]。此项研究确定了中药多成分的暴露形式，但是主要暴露物质的动态变化特征、主要消除途径尚未探明。中国科学院上海药物研究所李川教授课题组先后报道了复方丹参滴丸中丹参酚酸类成分、三七人参皂苷类成分的药代动力学(Pharmacokinetics，PK)研究，分别确定了血浆中主要的暴露物质以及影响系统暴露的主要消除途径[97-98]，并提出中药PK-markers的概念，用于表征中药多组分的体内暴露。在国产银杏叶制剂的多成分研究中发展了PK-markers的概念，深入探讨和实践中药多成分药代动力学的研究方法[99-100]。中国药科大学王广基教授课题组以生脉注射液及脉络宁注射液为模型药物，基于高效液相-离子阱-飞行时间串联质谱技术(LC-IT-TOF/MS)，分析了注射液中靶标及非靶标成分，进行"中药多组分整合药代动力学"的研究，确定PK/PD markers，创建数学模型，为中药多成分的体内暴露研究提供了思路和案例[101-102]。

一般来说，药代动力学是研究"机体对药物做了什么"的学科。值得注意的是，人作为一个超级有机体，既包括遗传获得的、相对保守的人的基因组，也包括从环境获得的、数量更多、容易发生变化的菌群基因组。因此，菌群尤其是肠道菌群对中药成分的处置对于我们认识中药的有效性、安全性以及体内过程将发挥至关重要的作用，也许会帮助我们认识中药"低生物利用度但确有疗效"这一科学问题提供全新的视角[103]。

## 二、益智及其活性成分的药代动力学

在国家自然科学基金地区基金(编号81460629)、海南省新药创制重大专项(编号ZDZX2013008-2)和海南省自然科学基金(编号812189和813188)的资助下，课题组对益智及其活性成分的非临床药代动力学进行了初步研究。

根据益智植物化学的研究结果，我们利用液相色谱-串联质谱联用技术对益智中的主要成分进行了定性、定量分析。这些工作一般被称作制剂物质谱研究，其目的是最大限度地阐明益智中所含有的化学成分种类及含量信息，为后续开展的药代动力学研究工作奠定基础。

通过研究，我们确定了源于益智的三类成分中9种代表性成分：二芳基庚烷类成分包括益智酮甲、益智酮乙和益智醇，黄酮类成分包括杨芽黄素、伊砂黄素、白杨素、山柰素、芹菜素-4'，7-二甲氧醚以及萜类成分圆柚酮，代表性色谱图见图5-40。

利用建立的液相色谱-串联质谱分析方法，我们分析了益智醇提物中 9 种代表性成分的含量：每 mg 提取物含有 82.8 μg 圆柚酮，28.3 μg 益智酮甲，0.12 μg 益智酮乙，21.1 μg 益智醇，1.499 μg 杨芽黄素，0.14 μg 白杨素，0.07 μg 伊砂黄素，1.46 μg 芹菜素-4',7-二甲氧醚和 0.12 μg 山柰素[104]。

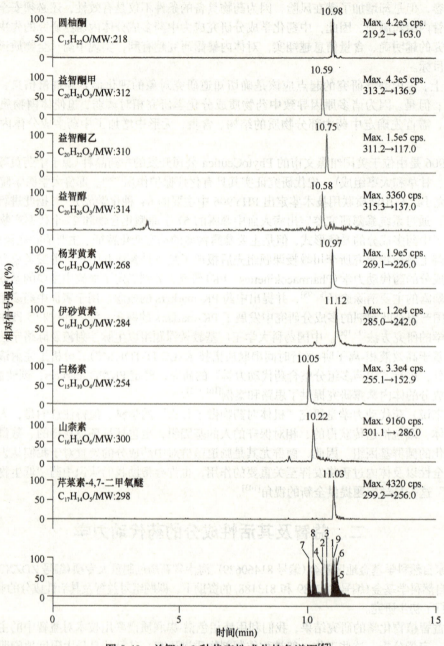

图 5-40　益智中 9 种代表性成分的色谱图[57]

以 9 种物质为代表性的益智活性成分在大鼠体内暴露形式如何呢？我们设计了相关实验对此进行了探讨，相关研究成果发表在国际期刊 Journal of Pharmaceutical and Biomedical Analysis 上[105]。

通过以上研究我们得到如下结果：①9 种活性成分的原形药物在大鼠体内浓度很低或检测不到；②益智黄酮和益智二芳基庚烷类成分在大鼠体内主要是以单葡萄糖醛酸结合物的形式存在，但白杨素、伊砂黄素和山柰素的双葡萄糖醛酸结合物也可检测到；③山柰素脱甲基后形成山柰酚，作为中间产物立即形成二相结合产物，血浆中检测不到游离的山柰酚；④益智二芳基庚烷类成分在大鼠体内存在还原转化反应，有益智酮乙还原成益智酮甲再还原成益智醇（图 5-41）。

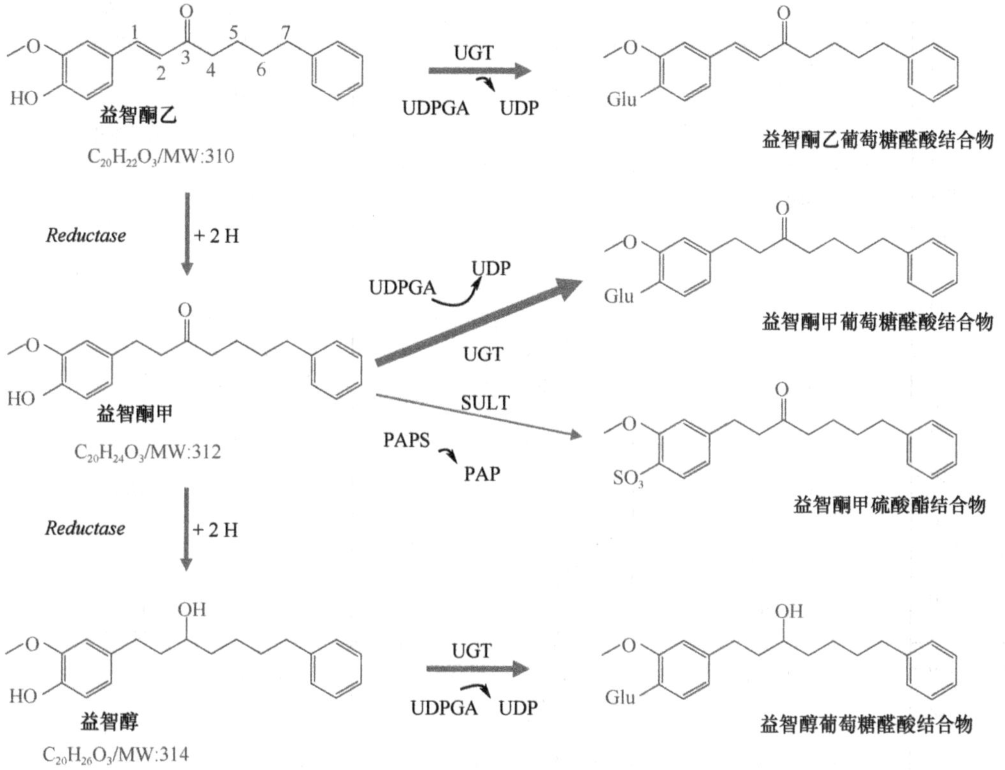

图 5-41 益智酮乙、益智酮甲和益智醇在大鼠体内的代谢转化[105]

关于大鼠灌胃益智醇提物后，9 种代表性成分在大鼠胆汁、尿、粪等生物样本的物质形式，其结果类似于课题组对于缩泉丸药代动力学的研究，详细内容可见《缩泉丸的现代研究》这一章节。

中药多成分在体内浓度随时间的动态变化过程是中药药代动力学研究的重要内容。根据课题组益智提取物在大鼠体内暴露物质形式的研究结果，我们设计了相关的实验定量分析 9 种代表性成分及其代谢产物的血浆药物浓度随时间的变化关系，计算相关的药代参数。相关研究成果已经发表在药物分析类的国际期刊 Analytical methods 上[104]。

在研究中发现，被研究的有些黄酮苷元在盐酸水解过程中发生不稳定性现象，加上给药后系统内暴露的物质形式又以二相结合产物为主，所以我们在定量分析时选择专属性更高、水解速度更快、水解条件较为温和的酶水解反应来处理血浆样品，将处于结合状态（包括葡萄糖醛酸结合物和硫酸酯结合物）物质释放出来，完成定量分析的目的，以总药物浓度的形式反映给药益智醇提物后代表性成分在大鼠系统循环中的暴露动态变化。

在利用液相色谱-串联质谱技术进行中药多成分定量分析研究时，有一个不容回避的问题，即基质效应。在我们的研究中，综合了低浓度液相色谱电解质效应[106-108]、梯度洗脱以及液-液萃取等色谱相关分析手段，开发并验证了分析方法，实现了一同分析的目的，并成功用于大鼠药代动力学的研究。

一同分析大鼠血浆源于益智活性成分的代表性色谱图见图 5-42，药物浓度-时间变化关系（剂量为 0.54 g 提取物/kg）见图 5-43，主要药代参数见表 5-11。

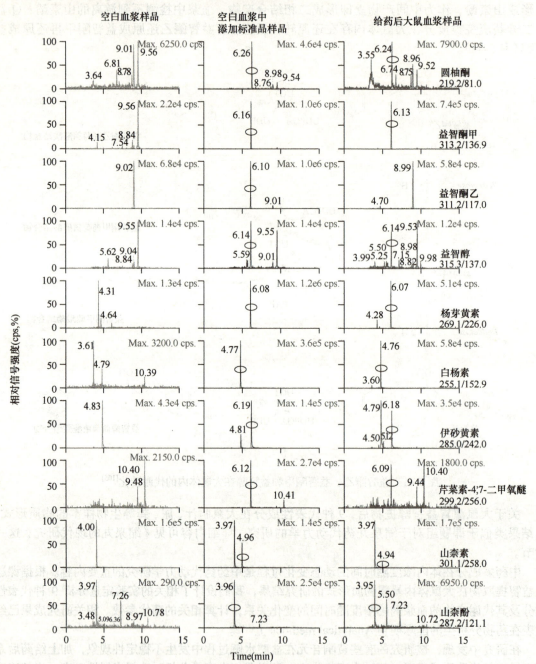

图 5-42　一同分析大鼠血浆中 10 种益智活性成分代表色谱图[104]

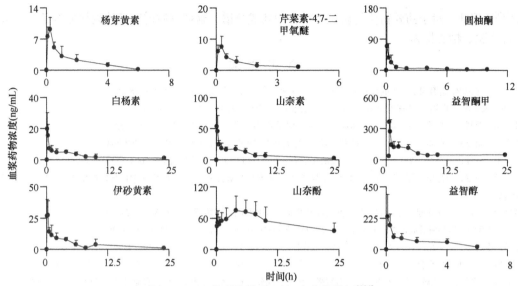

图 5-43　血浆药物浓度-时间变化曲线图[104]

表 5-11　大鼠灌胃给药益智醇提取物（0.54 g 提取物/kg）后，活性成分的主要药代参数（$n=4$，$\bar{x}+s$）[104]

| 成分 | $C_{max}$ (ng/mL) | $T_{max}$ (h) | AUC$_{0-t}$ (h·ng/mL) | AUC$_{0-\infty}$ (h·ng/mL) | MRT (h) |
|---|---|---|---|---|---|
| 圆柚酮 | 69.7±86.4 | 0.083 | 60.4±40.6 | 91.5±55.0 | 12.3±16.9 |
| 益智酮甲 | 372±188 | 0.083，0.25 | 703±124 | 704±124 | 5.94±2.94 |
| 益智酮乙 | 268±138 | 0.083，0.25 | 361±46 | 474±122 | 4.17±1.54 |
| 杨芽黄素 | 9.94±1.79 | 0.083，0.25 | 12.0±3.4 | 12.8±4.1 | 1.84±0.39 |
| 白杨素 | 21.8±9.2 | 0.083，0.25 | 57.9±19.3 | 91.5±51.2 | 23.1±27.5 |
| 伊砂黄素 | 31.9±11.6 | 0.083，0.25 | 77.6±29.0 | 84.3±34.8 | 6.41±4.70 |
| 芹菜素-4′,7-二甲氧醚 | 8.54±2.46 | 0.083，0.25 | 9.04±3.44 | 10.3±5.1 | 1.81±0.65 |
| 山柰素 | 60.4±25.0 | 0.083，0.25 | 208±66 | 248±107 | 11.4±6.4 |
| 山柰酚 | 76.7±25.6 | 4，6 | 1274±478 | 2268±915 | 28.9±5.4 |

　　从图 5-43 和表 5-11 可以看出，大鼠体内暴露较高的成分为益智酮甲、益智醇、圆柚酮，黄酮中的山柰素和山柰酚也有一定程度的暴露。值得注意的是，山柰酚在益智醇提取物中并不存在，是体内氧化代谢产物。该物质在体内的滞留时间比较长，可以预期长期多次给药后，体内暴露水平会达到一定的浓度。

　　益智酮甲、益智醇、白杨素、伊砂黄素和山柰素的药物浓度-时间曲线上出现双峰现象，第一个峰在 5~15 min，第二个峰在 4~6 h。第一个峰可能因为益智成分在胃肠道直接吸收所形成，第二个峰可能归因于于肠道后段的再吸收，毕竟益智成分胆汁排泄现象比较明显。

　　另外一点值得指出的是，二芳基庚烷类和黄酮类成分的二相结合产物是大鼠体内主要暴露的物质形式，这种物质形式是否是真正起效的物质基础呢？我们课题组在研究高良姜提取物的药代动力学时，发现高良姜素在大鼠体内暴露的物质形式也是以二相结合产物为主，并且与给药途径有关：灌胃给药以葡糖糖醛酸结合物为主，而静脉给药后以硫酸酯结合物为主[109]。根据我们体内暴露的研究结果，课题组设计实验，大鼠长期灌胃给药高良姜素后，连续收集尿液样品。经过液-液萃取和柱色谱处理后，有目的的分离、鉴定出两个高良姜素的葡萄糖醛酸结合物（galangin-3-O-β-D-glucuronic acid 和 galangin-7-O-β-D-glucuronic acid）。在体外降糖降脂研究中发现，与苷元高良姜素相比，分离制备的高良姜素的葡萄糖醛酸结合物具有更好的降脂活性[110]。因此,对于药效物质的认识应结合中药成分谱、制剂物质谱以及体内暴露等信息,合理地设计实验、精心探索。

## 参 考 文 献

[1] 梁木恒,郑纯恩.益智果实、果壳挥发油成分研究[J].天然产物研究与开发,1992,4(3):18-26.

[2] 陈画虹,朱文姬,王冰洁.益智不同部位挥发油成分分析[J].中药材,1999,22(9):460-461.

[3] 林敬明,贺巍,吴旻明,等.益智挥发油成分的GC-MS分析[J].中药材,2000,23(8):448-453.

[4] 罗秀珍,余竞光,徐丽珍,等.中药益智挥发油化学成分[J].中国中药杂志,2001,26(4):262-264.

[5] 易美华,肖红,梁振益.益智仁、叶、茎挥发油化学成分的对比研究[J].中国热带医学,2004,4(3):339-342.

[6] 张文焕,陈健,黄惠华,等.水蒸汽蒸馏和超临界$CO_2$萃取对中药益智挥发油萃取的比较[J].现代食品科技,2007,23(8):43-45.

[7] 黄勤挽,胡昌江,李兴迎,等.益智仁盐炙前后挥发油成分对比研究[J].中国药业,2008,17(5):3-4.

[8] 阳波,李湘斌.炮制前后益智果实中挥发油成分的对比研究[J].中南药学,2010,8(11):817-820.

[9] 李婷,李远志,卢昌阜,等.益智果和叶的挥发油提取及GC-MS分析[J].食品科学,2010,35(9):301-306.

[10] 翟红莉,刘寿柏,蔡真金,等.海南4个不同产地益智果实挥发油成分的GC-MS分析[J].广东农业科学,2013,40(19):83-86.

[11] 郑云柯,翟红莉,王辉,等.海南白沙产益智果实挥发油成分的GC-MS分析[J].热带农业科学,2013,33(8):66-70.

[12] 余辉,张森,秦昆明,等.益智仁中挥发成分的GC-MS[J].中国实验方剂学杂志,2014,20(10):83-86.

[13] 马晓静,许凤清,金传山.海南产益智仁盐炙前后挥发性成分的GC-MS分析[J].中国实验方剂学杂志,2015,21(16):28-31.

[14] Miao Q, Kong WJ, Zhao XS, et al. GC-FID coupled with chemometrics for quantitative and chemical fingerprinting analysis of *Alpinia oxyphylla* oil [J]. Journal of Pharmaceutical & Biomedical Analysis, 2015, 102: 436-442.

[15] Morikawa T, Mastuda H, Toguchida I, et al. Absolute stereostructures of three new sesquiterpenes from the fruit of *Alpinia oxyphylla* with inhibitory effects on nitric oxide production and degranulation in RBL-2H3 cells[J]. J Nat Prod, 2002, 65(10): 1468-1474.

[16] Xu JJ, Ji CJ, Zhang YM, et al. Inhibitory activity of eudesmane sesquiterpenes from *Alpinia oxyphylla* on production of nitric oxide[J]. Bioorg Med Chem Lett, 2012, 22(4): 1660-1663.

[17] 刘楠,于新宇,赵红,等.益智仁化学成分研究[J].中草药,2009,40(1):29-32.

[18] Lv XQ, Luo JG, Wang XB, et al. Four new sesquiterpenoids from the fruits of *Alpinia oxyphylla*[J]. Chem Pharm Bull, 2011, 59(3): 402-406.

[19] Luo JG, Lv XQ, Wang XB, et al. Sesquiterpenoids from the fruits of *Alpinia oxyphylla* and inhibition of nitric oxide production in lipopolysaccharide-activated macrophages [J]. Phytochemistry Letters, 2012, 5(1): 134-138.

[20] Muraoka O, Fujimoto M, Tanabe G, et al. Absolute stereostructures of novel norcadinane and trinoreudesmane-type sesquiterpenes with nitric oxide production inhibitory activity from *Alpinia oxyphylla* [J]. Bioorg Med Chem Lett, 2001, 11(16): 2217-2220.

[21] 谢彬彬,侯蕾,郭宝林,等.中药益智正丁醇萃取部位的化学成分研究[J].药学学报,2014,49(11):1569-1573.

[22] 谢彬彬.中药益智的化学成分研究[D].北京协和医学院,2014.

[23] Xu JJ, Tan NH, Xiong J, et al. Oxyphyllone A and B, novel sesquiterpenes with an unusual 4,5-secoeudesmane skeleton from *Alpinia oxyphylla* [J]. Chin Chem Lett, 2009, 20(8): 945-948.

[24] Jiang B, Wang WJ, Li MP, et al. New eudesmane sesquiterpenes from *Alpinia oxyphylla* and determination of their inhibitory effects on microglia [J].Bioorganic &Medicinal Chemistry Letters, 2013, 23: 3879-3883.

[25] 侯蕾.益智化学成分的研究[D].北京协和医学院,2013.

[26] Hou L, Ding G, Guo BL, et al. New Sesquiterpenoids and a diterpenoid from *Alpinia oxyphylla*.[J]. Molecules, 2015, 20(1): 1551-1559.

[27] 陈萍.盐益智仁的化学成分及抗乙酰胆碱脂酶活性研究[D].山东大学,2013.

[28] 罗秀珍,余竞光,徐丽珍,等.中药益智化学成分的研究[J].药学学报,2000,35(3):204-207.

[29] 张起凤,罗仕得,王惠英,等.中药益智仁化学成分的研究[J].中草药,1997,28(3):131-133.

[30] Miyazawa M, Nakamura Y, Ishikawa Y. Insecticidal sesquiterpene from *Alpinia oxyphylla* against *Drosophila melanogaster* [J]. Journal of Agricultural and Food Chemistry, 2000, 48(8): 3639-3641.

[31] Shoji N, Umeyama A, Asakawa Y, et al. Structural determination of nootkatol, a new sesquiterpene isolated from *Alpinia oxyphylla* Miquel possessing calcium-antagonistic activity [J]. J Pharm Sci, 1984, 73(6): 843-844.

[32] Zhang JQ, Wang Y, Li YH, et al. Two new natural products from the fruits of *Alpinia oxyphylla* with inhibitory effects on nitric oxide production in lipopolysaccharide-activated RAW264.7 macrophage cells[J]. Arch Pharm Res, 2012, 35(12): 2143-2146.

[33] Chen P, Qu L, Tian L, et al. Two Halogenated sesquiterpenoids from the fruits of *Alpinia oxyphylla* [J]. Hedvetica Chimica Acta, 2013, 96: 1163-1167.

[34] Xu JJ, Tan NH, Chen YS, et al. Three unusual new sesquiterpenes from *Alpinia oxyphylla*[J]. Helvetica Chimica Acta, 2009, 92(8): 1621-1625.

[35] Xu JJ, Tan NH, Zeng GZ, et al. Two new norsesquiterpenes from the fruits of *Alpinia oxyphylla* [J]. Chin J Nat Med, 2010, 8(1): 6-8.

[36] 徐俊驹, 谭宁华, 曾广智, 等.益智仁化学成分的研究[J].中国中药杂志, 2009, 34(8): 990-993.

[37] 王世云.中药益智的质量研究[D].贵阳: 贵阳中医学院, 2007.

[38] 岳洋, 刘玉强, 孙莉, 等.益智仁化学成分的分离与鉴定[J].亚太传统医药, 2011, 7(4): 19-20.

[39] Itokawa H, Aiyama R, Ikuta A. A pungent diarylheptanoid from Alpinia oxyphylla [J]. Phytochemistry, 1981, 20(4): 769-771.

[40] Itokawa H, Aiyama R, Ikuta A. A pungent principle from Alpinia oxyphylla [J]. Phytochemistry, 1982, 21(1): 241-243.

[41] Bian QY, Wang SY, Xu LJ, et al. Two new antioxidant diarylheptanoids from the fruits of *Alpinia oxyphylla*.[J]. Journal of Asian Natural Products Research, 2013, 15(10): 1094-1099.

[42] 邸磊, 王治元, 王志, 等.益智仁的化学成分[J].植物资源与环境学报, 2011, 20(2): 94-96.

[43] 常青鲜, 王宗权, 贾继明. 益智仁水提物的化学成分研究(1)[J].中国现代应用药学, 2014, 31(5): 549-551.

[44] 石绍淮, 张晨宁, 刘爱敬, 等. 益智仁化学成分的分离与鉴定[J]. 中国实验方剂学杂志, 2013, 19(17): 97-100.

[45] 王红程, 李建绪, 李华, 等. 益智仁的化学成分研究[J].药学研究, 2013, 32(10): 559-561, 565.

[46] 侯蕾, 吕秀香, 谢彬彬, 等. 中药益智的化学成分研究[J]. 天然产物研究与开发, 2013, 25(7): 878-881.

[47] 刘红.益智的抗氧化作用及成分研究[D].广州: 华南理工大学, 2006.

[48] 樊伟. 益智仁抗氧化和抗肿瘤成分的分离与活性研究[D]. 华东理工大学, 2014.

[49] Chen P, Wang P P, Jiao Z Z, et al. Sesquiterpenoids from the fruits of *Alpinia oxyphylla* and their anti-acetylcholinesterase activity[J]. Helvetica Chimica Acta, 2014, 97(3): 388-397.

[50] Dong H P, Jin W L, Jin Q, et al. A New Noreudesmane-type Sesquiterpenoid from *Alpinia oxyphylla*[J]. Bulletin of the Korean Chemical Society, 2014, 35(5): 1565-1567.

[51] 梁本恒, 伍建东, 刘闯飞.益智的微量元素含量[J].中国中药杂志, 1990, 15(4j): 38-40.

[52] 汪锦邦, 付晴鸥, 乔太生, 等.益智果实的成分分析[J].中国中药杂志, 1990, 15(8): 44-45.

[53] 陈少东, 陈福北, 刘红星, 等. 益智仁中 Mg、Al、Fe、Zn、Cd、Pb 含量及精油成分分析[J]. 现代科学仪器, 2011, (3): 74-77.

[54] Wei N, Wang Y, Li HF, et al. Chemical constituents of the rhizomes of *Alpinia oxyphylla* [J]. Chemistry of Natural Compounds, 2013, 49(5): 934-935.

[55] 李洪福, 谭银丰, 王勇, 等. 益智茎叶中黄酮类化学成分研究[J]. 天然产物研究与开发, 2014, 26(7): 1038-1042.

[56] 李洪福, 谭银丰, 王勇, 等. 海南益智茎叶中有机酸类化学成分[J].中国实验方剂学杂志, 2014, 20(6): 96-99.

[57] Chen F, Li HL, Tan YF, et al. Different accumulation profiles of multiple components between pericarp and seed of *Alpinia oxyphylla* capsular fruit as determined by UFLC-MS/MS.[J]. Molecules, 2014, 19(4): 4510-4523.

[58] 国家药典委员会.中华人民共和国药典.一部[S].北京: 化学工业出版社, 2010.

[59] 缪希雍.神农本草经疏[M].北京: 中医古籍出版社, 2002: 217.

[60] 叶桂.本草经解[M].上海: 上海科学技术出版社, 1957: 29.

[61] Quistorff B, Grunnet N. The isoenzyme pattern of LDH does not play a physiological role; except perhaps during fast transitions in energy metabolism [J]. Aging (Albany NY), 2011, 3(5): 457-60.

[62] Lv YJ, Liu ZJ, Tian YJ, et al. Effect on morphology, oxidative stress and energy metabolism enzymes in the testes of mice after a 13-week oral administ -ration of melamine and cyanuric acid combination[J]. Regulatory Toxicology and Pharmacology, 2013, 65(2): 183-188.

[63] Jiang X, Wang W, Ning B, et al. Basal and postprandial serum levels of gastrin in normotensive and hypertensive adults [J]. Clin Exp Hypertens, 2013, 35(1): 74-78.

[64] Mondal A, Xie Z, Miyano Y, et al. Coordination of motilin and ghrelin regulates the migrating motor complex of gastrointestinal motility in Suncus murinus[J]. Am J Physiol Gastrointest Liver Physiol, 2012, 302(10): 1207-1215.

[65] M Camilleri. Pharmacology of the new treatments for lower gastrointestinal motility disorders and irritable bowel syndrome[J]. Clinical Pharmacology & Therapeutics 2012; 91(1): 44-59.

[66] 李永辉, 谭银丰, 袁贵林, 等. 益智不同提取物对水负荷多尿模型大鼠缩尿作用的研究. 海南医学, 2015(8): 1105-1107.

[67] YH Li, YF Tan, HD Cai, JQ Zhang. Metabonomic study of the fruits of *Alpinia oxyphylla* as an effective treatment for chronic renal injury disease. J Pharm Biomed Anal. 2016, 124: 236-245.

[68] 刘冰, 于宏伟, 李梅, 等.益智仁镇静催眠活性部位的筛选[J].时珍国医国药, 2015, 26(1): 53-55.

[69] 李傅尧, 刘晓萌, 景昊, 等.益智仁对谷氨酸损伤的大鼠离体培养皮层神经元的保护作用研究[J].现代生物医学进展, 2012, 12(35): 6810-6813.

[70] Wong KK, Wan CC, Shaw PC.Ethanol extract of Alpinia oxyphylla fructus shows inhibition of tau protein phosphorylation in cell culture[J].Neurobiol Aging, 2004, 25(2): 595.

[71] 孙莉, 陈英杰, 刘超, 等.益智仁对束缚应激大鼠海马 CA3 区神经元损伤的影响[J].大连大学学报, 2009, 30(6): 87-90.

[72] 孙莉, 解霞, 刘超, 等.益智仁对束缚应激致大鼠海马神经元 NMDA 受体亚基 NR2B 表达的调节作用[J].大连大学学报, 2012, 33(3): 61-64.

[73] 石绍淮, 张晨宁, 刘冰, 等.益智仁不同极性提取物抗老年痴呆作用的研究[J].中国药房, 2013, 24(27): 257-2509.

[74] Koo BS, Lee WC, Chang YC, et al.Protective effects of Alpinae Oxyphyllae Fructus(Alpinia oxyphylla MIQ) water-extracts on neurons from ischemic damage and neuronal cell toxicity.Phytother Res, 2004, 18(2): 142-148.

[75] 裴家森, 刘永平.益智仁水提取物对大鼠局灶性脑缺血再灌注损伤的保护作用[J].中国民族民间医药, 2010, 19(22): 3-4.

[76] 嵇志红, 于新宇, 王辉, 等.益智仁水提取物对 D-半乳糖诱导脑老化小鼠学习记忆的影响[J].东北师大学报, 2007, 39(2): 138-140.

[77] Zhang ZJ, Cheang LC, Wang MW, et al.Ethanolic extract of fructus Alpinia oxyphylla protects against 6-hydroxydopamine-induced damage of PC12 cells in vitro and dopaminergic neurons in zebrafish[J].Cell Mol Neurobiol, 2012, 32(1): 27-40.

[78] 黄凌, 朱毅, 董志, 等.益智仁挥发油急性毒性实验及对帕金森小鼠行为学和纹状体多巴胺含量的影响[J].中药材, 2008, 31(5): 722-726.

[79] 黄凌, 朱毅, 常艳波, 等.益智仁挥发油对帕金森病模型小鼠脑内纹状体和黑质损伤的影响[J].中国药理学与毒理学杂志, 2009, 23(3): 176-182.

[80] 黄凌, 朱毅, 邝少轶.益智仁挥发油抗帕金森模型小鼠黑质神经元凋亡的作用研究[J].中国药房, 2011, 22(47): 4430-4433.

[81] An LJ, Guan S, Shi GF, et al.Protocatechuic acid from Alpinia oxyphylla against MPP$^+$-induced neurotoxicity in PC12 cells[J].Food Chem Toxicol, 2006, 44(3): 436-443.

[82] 关水.益智仁中原儿茶酸对 PC12 细胞保护作用研究[D].大连: 大连理工大学, 2006: 73-74.

[83] 刘楠.益智仁化学成分的研究[D].沈阳: 辽宁中医药大学, 2007: 21-22.

[84] Chang YM, Ye CX, Ho TJ, et al.Alpinia oxyphylla Miquel fruit extract activates MAPK-mediated signaling of PAs and MMP2/9 to induce Schwann cell migration and nerve regeneration[J].The International journal of artificial organs, 2014, 37(5): 402-413.

[85] Ha H, Shim K S, Kim T, et al. Water extract of the fruits of Alpinia oxyphylla inhibits osteoclast differentiation and bone loss [J]. BMC Complementary & Alternative Medicine, 2014, 14(1): 352-352.

[86] 荔霞, 刘永明, 王胜义, 等. 中药新药质量标准研究进展. 安徽农业科学, 2010, 38(8): 4361-4363.

[87] 何结宝. 从历版《中国药典》看中成药质量标准的发展.基层中药杂志, 1998, 12(1): 58-59.

[88] 国家药典委员会.中华人民共和国药典(一部)[S].2010 年版.北京: 中国医科技出版社, 2010: 273.

[89] 罗秀珍, 余竞光, 徐丽珍, 等.中药益智挥发油化学成分[J].中国中药杂志, 2001, 26(4): 2622-2641.

[90] 李文兵, 胡昌江, 龙兰艳, 等.盐制益智果实饮片的质量控制研究[J].中国中药杂志, 2010, 35(24): 3278-3281.

[91] Farrell MP, Kummar S. Phase I/IIA randomized study of PHY906, a novel herbal agent, as a modulator of chemotherapy in patients with advanced colorectal cancer[J]. Clin Colorectal Cancer, 2003, 2(4): 253-256.

[92] Yen Y, So S, Rose M, et al. Phase I/II study of PHY906/capecitabine in advanced hepatocellular carcinoma[J]. Anticancer Res, 2009, 29(10): 4083-4092.

[93] Lam W, Bussom S, Guan F, et al. The four-herb Chinese medicine PHY906 reduces chemotherapy-induced gastrointestinal toxicity[J]. Sci Transl Med, 2010, 2(45): 45-59.

[94] Ye M, Liu SH, Jiang Z, et al. Liquid chromatography/mass spectrometry analysis of PHY906, a Chinese medicine formulation for cancer therapy[J]. Rapid Commun Mass Spectrom, 2007, 21(22): 3593-607.

[95] Tilton R, Paiva AA, Guan JQ, et al. A comprehensive platform for quality control of botanical drugs(PhytomicsQC): a case study of Huangqin Tang(HQT) and PHY906[J]. Chin Med, 2010, 5, 30.

[96] Zhang W, Saif MW, Dutschman GE, et al. Identification of chemicals and their metabolites from PHY906, a Chinese medicine formulation, in the plasma of a patient treated with irinotecan and PHY906 using liquid chromatography/tandem mass spectrometry(LC/MS/MS)[J]. Journal of Chromatography A, 2010, 1217(37), 5785-5793.

[97] Lu T, Yang J, Gao X, et al. Plasma and urinary tanshinol from Salvia miltiorrhiza(Danshen) can be used as pharmacokinetic markers

for cardiotonic pills, a cardiovascular herbal medicine[J]. Drug Metab Dispos, 2008, 36(8), 1578-1586.

[98] Liu H, Yang J, Du F, et al. Absorption and disposition of ginsenosides after oral administration of Panax notoginseng extract to rats[J]. Drug Metab Dispos, 2009, 37(12), 2290-22988.

[99] Li L, Zhao Y-S, Du F-F, et al. Intestinal absorption and presystemic elimination of various chemical constituents present in GBE50 extract, a standardized extract of Ginkgo biloba leaves[J]. Curr Drug Metab, 2012, 13: 494-509.

[100] Chen F, Li L, Xu F, et al. Systemic and cerebral exposure to and pharmacokinetics of flavonols and terpene lactones after dosing standardized Ginkgo biloba leaf extracts to rats via different administration routes[J]. Br J Pharmacol, 2013, 170: 440-457.

[101] Zheng C, Hao H, Wang X, et al. Diagnostic fragment-ion-based extension strategy for rapid screening and identification of serial components of homologous families contained in traditional Chinese medicine prescription using high-resolution LC-ESI-IT-TOF/MS: Shengmai injection as an example[J]. J Mass Spectrom, 2009, 44(2), 230-244.

[102] Hao H, Cui N, Wang G, et al. Global detection and identification of nontarget components from herbal preparations by liquid chromatography hybrid ion trap time-of-flight mass spectrometry and a strategy[J]. Anal Chem, 2008, 80(21), 8187-8194.

[103] Chen F, Wen Q, Jiang J, et al. Could the gut microbiota reconcile the oral bioavailability conundrum of traditional herbs?[J]. J Ethnopharmacol, 2016, 179: 253-264.

[104] Wen Q, Li HL, Tan YF, et al. LC-MS/MS-based method for simultaneous quantification of known chemicals and metabolites of *Alpiniae oxyphyllae* Fructus extract in rat plasma and its application in a pharmacokinetic study[J]. Anal Methods, 2016, 8: 2069-2081.

[105] Chen F, Li HL, Tan YF, et al. Identification of known chemicals and their metabolites from Alpinia oxyphylla fruit extract in rat plasma using liquid chromatography/tandem mass spectrometry (LC-MS/MS) with selected reaction monitoring[J]. J Pharm Biomed Anal, 2014, 97: 166-177.

[106] Wang L, Sun Y, Du FF, et al. 'LC-electrolyte effects' improve the bioanalytical performance of liquid chromatography/tandem mass spectrometric assays in supporting pharmacokinetic study for drug discovery[J]. Rapid Commun Mass Spectrom, 2007, 21(16): 2573-2584.

[107] Li L, Liang S, Du F, et al. Simultaneous quantification of multiple licorice flavonoids in rat plasma[J]. J Am Soc Mass Spectrom, 2007, 18(4): 778-82.

[108] Li L, Tian D, Chen F, et al. Strategies for improving the quantitative bioanalytical performance of LC-MS in pharmacokinetic studies[J]. Curr Drug Metab, 2012, 13(9): 1206-1212.

[109] Chen F, Tan YF, Li HL, et al. Differential systemic exposure to galangin and its metabolites in rat plasma after oral and intravenous administration[J]. Chem Cent J, 2015, 9(1): 14.

[110] Zhang XG, ChengSQ, Li HL, et al. Isolation and identification of two metabolites of galangin from rat urine and their hypolipidemic activities *in vitro*[J]. Trop J Pharm Res, 2016,

# 第六章 益智的开发利用

## 第一节 益智药用成方制剂

益智,姜科(*Zingiberaceae*)山姜属(*Alpinia*)植物益智(A. oxyphylla Miq.)的干燥成熟果实,别名益智子、益智。主产于广东、广西、海南、云南、福建等地,为海南道地药材,也是我国四大南药之一,具有温脾止泻,摄唾涎,暖肾,固精缩尿的功效。益智疗效确切,应用历史悠久。其性味辛,温。入心,脾,肾经,常与其他药味组方合用。现代药理学研究表明:益智主要具有抗炎、神经保护、强心、舒张血管、提高免疫力、抗氧化、抗癌、保护胃肠道、抗溃疡、镇痛、镇静催眠、改善记忆功能等作用,是一种安全性高的药食两用的植物资源。目前,从益智中分到的化合物主要为萜类、黄酮类、二苯庚烷类、酚类、甾醇类等成分,其中倍半萜类、二苯庚烷类等是其重要活性成分[1]。制剂有丸剂、胶囊剂、散剂等,现以剂型分类将整理到的含益智的成方制剂介绍如下。

### 一、益智的常用药对

"药对",又称对药、对子,专指临床上相对固定两味药组成,是中药复方配伍中最简单、最基本和最常见的形式是中医遣方用药的特色之一。复方临床疗效的发挥,很大程度上取决于中药的配伍,而药对作为中药配伍应用最为常见的形式,它构成简单、疗效确切,且具备复方基本主治功能,是中药复方的最小组成单位,同时也是系列复方的共同点;药对反映复方配伍的特殊规律与内在联系。因此,以药对研究为切入点,阐明其配伍机制,寻求发挥最佳作用的配伍比例,有利于探索与发掘药对的基本功用与功用扩展。开展药对配伍规律研究,能进一步揭示药对配伍的客观规律与科学内涵,促进中药配伍应用理论的进步;能有效地指导临床遣方用药,既利于更好运用已有的药对,亦利于针对疾病谱的变化、病证的发展而创制新药对;特别是在新药研究中以有效成分或有效部位配伍已越来越多的今天,以传统配伍的普遍规律指导新的配伍形式,对促进中药新产品研创亦具有现实意义。

药对的功效物质基础是指药对中含有的能表达与该药对临床疗效相关活性的化学物质总称,它包括直接起作用的物质和代谢后起作用的物质(即经过生物体内转化后才具有药理作用的化学物质),也包括起辅助作用的物质,这些辅助物质可能没有直接生物活性作用,但可通过促溶或促吸收等方式促进其他活性物质发挥功效[2]。两药相配后,药对整体功效所依赖的物质已不是2味药物的加和,而是这2味药不同成分相互作用形成的共同体。药对整体综合效应的发挥在于其组成药味配伍的精当,它们配合在一起煎煮过程中伴随复杂的物理和化学反应,通过这些化学物质间的相互作用,使得药对溶出的功效物质发生量变与质变,从而影响药对整体功效的变化。并且当药对进入机体后,不同的化学物质在体内吸收、分布、代谢与排泄过程中也可产生促进或抑制等相互作用。因此,药对配伍效应物质的体内外变化研究是揭示药对配伍规律的基础,是认识药对现代科学内涵的前提。

益智,若用于治肾气虚寒的遗尿或小便频数,多与山药、乌药、桑螵蛸等补肾缩尿药同用;若治肾虚遗精,又多与金樱子、山萸肉、锁阳等补肾固精药同用;用治脾胃虚寒,腹痛吐泻,常与党参、白术、干姜等同用;若唾涎多者,可配苍术、厚朴、茯苓、半夏、陈皮等药同用以健脾运湿摄唾[3]。现主要介绍常与益智配伍使用形成的药对及其作用特点。

## (一)益智—诃子

益智—诃子药对来源于《药对论》。益智,辛温气香,走中入脾能暖脾燥湿、摄涎止泻,走下入肾能温肾助阳、固精缩尿,其补益之中并有收涩之功。诃子苦酸,功专敛涩,善于固肠止泻。二药同用,相使配对,诃子可加强益智的收敛作用,具有温脾固肠止泻之功。临床宜用于脾阳不振、运化失常所致的久泻久利不止。此药对还有显著的收摄唾涎作用,也用于脾虚流涎之证,应用时适当配入健脾燥湿药,常能获效。

## (二)益智—乌药

益智与乌药合用,为《妇人良方》缩泉丸中之主要部分。《本草求真》云:"益智,气味辛热,功专燥脾温胃,及敛脾肾气逆,藏纳归原,故又号为补心补命之剂。"乌药辛温,虽多作理气药用,但其温肾散寒、除膀胱冷气之功亦佳。益智配乌药,以益智温摄肾气归原为主,辅以乌药祛寒,温膀胱而助气化,二者同气相求,相辅相助,温肾缩尿之功专一而力宏,为治下元虚冷、小便频数或余沥、遗尿证所首选。若系湿热下注而见的尿频,切不可用。此药对所治之尿频,应属虚寒性,无尿赤、尿热、尿痛,具有遇寒加重或夜间明显的特点。现代药理学研究表明两药配伍,有协同增效的效果,认为其作用机制可能是通过改善衰老大鼠肾脏功能,提高神经内分泌功能,对水钠的重吸收增加,使尿液浓缩,尿量减少[4]。

## (三)益智—茯苓

茯苓,甘淡,健脾补中,渗湿利水,宁心安神;益智,温脾止泻、摄涎唾,补肾固精、缩小便。茯苓以补益渗利为主,益智以温涩为要。二药伍用,一利一涩,相互制约,相互促进,脾可健、肾可固、缩小便、止泄泻。主治:①下元虚寒,气化功能失调,以致小便淋漓不畅、小便浑浊等症;② 脾肾虚寒,泄泻等症。常用量:茯苓 10~15g,益智 6~10g。

## (四)益智—山药

《慎斋遗书》记载"益智温肾,与山药同用,则不起火"。益智辛、温,归肾、脾经,温补之中兼有收涩之性,既能温肾助阳以散寒,又能固肾缩尿而止遗;山药补脾益肾,固涩精气;二药伍用,用于肾虚遗精。

## (五)益智—制首乌

制首乌,善于补益精血,精足则髓化有源,髓海充盈,使元神得养。益智,味辛,性温,入肾、脾二经,一方面能温补肾中阳气,固精缩尿,助君药以补肾填精益髓;另一方面能温脾开胃,促进脾胃能健运,使精血化生有源。《本草纲目》称其:"益智,行阳退阴之药也;三焦、命门气弱者宜之"。王好古谓之:"益脾胃,理元气,补肾虚,滑沥"。二者配伍,脾肾同治,气血双补,脾胃健,精血化生泉源不竭,肾气足,脑髓充盈。

## (六)益智—桑螵蛸

桑螵蛸生味甘咸平无毒,入肾,《本草备要》:补肾缩小便,止小儿夜尿。益智,性味辛温无毒,入脾肾,能精固气,摄涎唾,精小便。两药同用,能固肾、益气、健脾,肾与膀胱相表里,肾得所养,则膀胱自固,尿乃不遗[5]。

## 二、丸　剂

丸剂系指药材细粉或药材提取物加适宜的粘合辅料制成的球形或类球片形制剂。分为蜜丸、水蜜丸、水丸、糊丸、蜡丸和浓缩丸等类型。

蜜丸系指药材细粉以蜂蜜为黏合剂制成的丸剂。其中每丸重量在 0.5g（含 0.5g）以上的称为大蜜丸。水蜜丸系指药材细粉以蜂蜜和水为黏合剂制成的丸剂。水丸也叫水泛丸，是指将药物细粉用冷开水、药汁或其他液体（黄酒、醋或糖液）为黏合剂制成的小球形干燥丸剂。因其黏合剂为水溶性的，服用后易崩解吸收，显效较快。糊丸系指药材细粉以米粉、米糊或面糊等为黏合剂制成的丸剂。蜡丸系指药材细粉以蜂蜡为黏合剂制成的丸剂。浓缩丸系指药材或者部分药材提取浓缩后，与适宜的辅料或其余药材细粉以水、蜂蜜、或蜂蜜和水为黏合剂制成的丸剂。根据所用黏合剂的不同，分为浓缩水丸、浓缩蜜丸和浓缩水蜜丸。

丸剂是我国劳动人民长期与疾病斗争中创造出的剂型之一，早期的丸剂是在汤剂的基础上发展起来的。中国最早医籍《内经》即有"四乌鲗骨一藘茹丸"的记载。后来历代中医在临床上都广泛应用，成为品种繁多、制备精巧、理论趋于完善的一个大剂型。中国古典医籍——《神农本草经·序例》指出："药性有宜丸者"、《玉函经》说："丸药者，能逐风冷，破积聚，消诸坚痞"。《苏沈良方》说："大毒者须用丸"。汉晋以来提出："丸药以舒缓为治"，"丸者缓也"。丸剂服后在胃肠道崩解缓慢，逐渐释放药物，作用持久；对毒、剧、刺激性药物可延缓吸收，减弱毒性和不良反应。因此，临床治疗慢性疾病或久病体弱、病后调和气血者多用丸剂。

### （一）缩泉丸 Suoquan Wan [6, 7]

【处方】山药 300g　益智（盐炒）300g　乌药 300g

【方解】方中益智辛、温，归肾、脾经，温补之中兼有收涩之性，既能温肾助阳以散寒，又能固肾缩尿而止遗，故为君药。乌药辛、温，归肾与膀胱经，辛开温散，疏通气机，温肾散寒，暖膀胱而助气化，用为臣药。山药补脾益肾，固涩精气，为佐药。三药合用补肾散寒而除下焦虚冷，使肾气复而膀胱约束有权，以达缩尿止遗之功。

【制法】以上三味，粉碎成细粉，过筛，混匀，用水泛丸，干燥，即得。

【性状】本品为淡棕色水丸，味微咸。

【功能与主治】补肾缩尿。用于肾虚小便频数，夜卧遗尿。

【临床应用】

(1) 多尿：由肾气虚寒，膀胱气化失常所致，症见小便频数，小便清长，夜间尤甚，腰细酸软，舌质淡，脉沉细弱；神经性尿频见上述证候者。

(2) 遗尿：由肾气不固，膀胱失约所致，症见小儿夜间睡中遗尿，伴腰膝疲冷，神疲倦怠，舌淡苔薄，脉沉细；功能性遗尿见上述症候者。

【药理毒理】本品有一定的抗利尿作用。

(1) 对排尿的影响：缩泉丸 10g/kg 灌胃，对水负荷大鼠、小鼠以及水负荷加安体舒通大鼠均有抗利尿作用，表现为尿量明显减少，$Na^+$、$Cl^-$ 排出量减少，$K^+$ 排出量增加[8]。对切断下腹神经造成的大鼠尿频模型有减少排尿次数、延长排尿间隔时间、增加每次排尿量作用。

(2) 对平滑肌的影响：缩泉丸 50g/L 能拮抗乙酰胆碱、氯化钡引起的大鼠离体膀胱平滑肌和家兔空肠平滑肌和家兔空肠平滑肌痉挛型收缩，抑制家兔离体空肠平滑肌自主收缩，拮抗去甲肾上腺素引起的家兔胸主动脉条收缩反应。

(3) 毒理：小鼠灌胃 20g/kg，每日 1 次，连续给药 2 天，观察 7 天未见死亡。

【不良反应】目前尚未监测到不良反应报道

【用法与用量】口服，一次 3~6g，一日 3 次。

【规格】每 20 粒重 1g。
【贮藏】密闭，防潮。

### (二) 萆薢分清丸 Bixie Fenqing Wan

【处方】粉萆薢 320g 石菖蒲 60g 甘草 160g 乌药 80g 益智(炒)40g
【方解】方中粉萆薢利湿化浊，系治白浊之专药，为君药。益智温肾阳，缩小便为臣药。乌药温肾化气，能疏邪逆诸气，逐寒而温肾；石菖蒲化浊通窍而利小便，共为佐药。甘草调和诸药而为使药。诸药合用，共奏分清化浊，温肾利湿之效。
【临床应用】
(1) 白浊：因肾阳不足，肾不化气，清浊不分所致，症见小便频数，尿液混浊，或如米泔；慢性前列腺炎见上述症候者。
(2) 尿频：由肾阳不足，湿浊下注，膀胱气话不利所致，症见小便频数，淋漓不畅，舌淡苔薄，脉滑数。
【制法】以上五味，粉碎成细粉，过筛，混匀，用水泛丸，干燥。将滑石粉粉碎成极细粉包衣打光干燥，即得。
【性状】本品为白色光亮的水丸，除去包衣呈灰棕色；味甜、微苦。
【功能与主治】分清化浊，温肾利湿。用于肾不化气，清浊不分，小便频数，时下白浊。
【用法与用量】口服，一次 6~9g，一日 2 次。
【注意事项】
(1) 膀胱湿热壅盛所致小便白浊及尿频及淋漓涩痛者不宜使用。
(2) 服药期间忌冷生食、油腻、辛辣等刺激食物。
【规格】每 20 粒重 1g
【贮藏】密闭，防潮。

### (三) 益智温肾十味丸 Yizhi Wenshen Shiwei Wan[9]

【处方】益智 150g 方海 150g 白硇砂 60g 干姜 60g 荜茇 60g 榧子 60g 莲子 60g 苦石莲 60g 冬葵果 60g 麝香 0.1g
【性状】本品为棕黄色的水丸；气香，味辛、咸。
【功能主治】祛肾寒，利尿。用于肾寒肾虚，腰腿痛，尿闭，肾结石等症。
【规格】每 10 粒重 2g。
【用法用量】口服，一次 11~15 粒，一日 1~2 次。
【不良反应】尚不明确。
【禁忌】尚不明确。
【注意事项】运动员慎用。
【贮藏】密闭，防潮。

### (四) 参茸蛤蚧保肾丸 Shenrong Gejie Baoshen Wan

【处方】红参 6g 鹿茸 13g 蛤蚧 70g 当归 30g 熟地黄 60g 枸杞子 60g 山茱萸 30g 肉苁蓉 30g 巴戟天 30g 杜仲 60g 远志 30g 沉香 16g 山药 60g 茯苓 60g 白术 30g 益智(制)30g 补骨脂 30g
【制法】以上十七味，粉碎成细粉，过筛，混匀，每 100g 粉末加炼蜜 40g 与适量的水，泛丸、干燥，即得。
【性状】本品为褐色的水蜜丸；味微甜。

【功能与主治】温肾补虚，用于肾虚腰痛，夜尿频多，病后虚弱，头晕眼花，疲倦乏力。

【用法与用量】口服，一次 3g，一日两次。

【规格】每 10 粒丸重 3g

【贮藏】密封

### （五）固肾定喘丸 Gushen Dingchuan Wan

【处方】熟地黄 72g 附子(制)78g 牡丹皮 52g 牛膝 104g 补骨脂(盐制)156g 砂仁 42g 车前子 104g 茯苓 104g 益智(盐制)52g 肉桂 52g 山药 104g 泽泻 78g 金樱子(肉)52g

【制法】以上十三味，除砂仁、肉桂外，其余熟地黄等十一味，粉碎成粗粉，再加入砂仁、肉桂，粉碎成细粉，过筛，以 30%蜜水泛丸，包衣，打光，干燥，即得。

【性状】本品为黑色的包衣水蜜丸，除去外衣后显棕红色；气芳香，味苦。

【功能与主治】温肾纳气，健脾利水。用于脾肾虚型及肺肾气虚型的慢性支气管炎，肺气肿，先天性哮喘，老人虚喘。

【用法与用量】口服，一次 1.5~2.0g，一日 2~3 次，可在发病预兆前服用，也可预防久喘复发，一般服 15 天为一疗程。

【注意】感冒发热忌服。

【规格】每瓶 35g。

【贮藏】密闭，防潮。

### （六）妇宝金丸（妇宝金丹）Fubao Jin Wan

【处方】当归 40g 川芎 16g 白芍 40g 地黄 16g 熟地黄 16g 益母草 16g 黄芪(蜜炙)16g 党参 48g 白术(麸炒)40g 苍术 12g 茯苓 16g 阿胶(蛤粉烫)24g 何首乌(黑豆酒炙)16g 补骨脂(盐炙) 16g 桂枝 4g 益智(盐炙)16g 吴茱萸(甘草炙)20g 赤石脂(煅醋淬)10g 杜仲炭 24g 海螵蛸 16g 牡蛎(煅)8g 蛇床子 24g 枯矾 16g 椿皮(麸炒)16g 木瓜 16g 威灵仙 16g 秦艽 8g 羌活 8g 独活 8g 白芷 8g 藁本 20g 续断 16g 川牛膝 8g 柴胡 40g 延胡(醋炙)32g 牡丹皮 8g 豆蔻仁 1.6g 砂仁 1.6g 化橘红 8g 青皮(醋炙)12g 法半夏 12g 艾叶炭 16g 石菖蒲 72g 远志(去芯，甘草炙)12g 酸枣仁(炒)16g 使君子 16g 胡黄连 8g 黄连 8g 黄芩 12g 莲子(去心)160g 甘草 8g

【制法】以上五十三味，粉碎成细粉，过筛，混匀。每 100g 粉末加炼蜜 50g 与适量的水，泛丸，干燥，制成水蜜丸；或加炼蜜 140-160g 制成大蜜丸，即得。

【性状】本品为棕褐色的水蜜丸、棕褐色至黑褐色的大蜜丸；味甘、苦。

【功能与主治】养血调经，舒郁化滞。用于气虚血寒、肝郁不舒引起的经期不准，行经腹痛，赤白带下，两肋胀痛，倦怠食少。

【用法与用量】口服，水蜜丸，一次 6~7g，大蜜丸，一次 1 丸，一日 2 次。

【注意】孕妇忌服。忌气恼忧思，生冷食物。风寒感冒期间忌服。

【规格】每丸重 9g

【贮藏】密封。

### （七）郑氏女金丹 Zhengshi Nujin Dan

【处方】黄芪(炙)40g 党参 40g 熟地黄 40g 当归 60g 川芎 30g 阿胶(炒珠)40g 香附(醋盐炙)60g 白术 40g 三七(熟)20g 茯苓 30g 桑寄生 30g 海螵蛸 40g 杜仲(盐炙)30g 麦冬 20g 陈皮 20g 肉桂 20g 砂仁(盐炙)20g 椿皮 20g 小茴香(盐炙)10g 益智(盐炙)20g 益母草 40g 延胡索(醋炙)10g 紫地榆(醋炙)30g 肉苁蓉 30g 淮牛膝 10g 续断(酒炙)30g 黄芩(酒炙)40g 白薇 10g 木香 10g 艾叶(醋炙)60g 白芍(酒炒)40g 荆芥(醋炙)40g 山药 40g 紫河车 5g 朱砂(水飞)50g

甘草(炙)10g 丁香 5g 酸枣仁(盐炙)40g

【制法】以上三十八味，三七、阿胶、紫河车分别研细、朱砂水飞，其余黄芪等三十四味粉碎成细粉，过筛，与三七、阿胶、紫河车细粉混匀，过筛每100g粉末加炼蜜140g~160g制成大蜜丸，丸心朱砂上衣，即得。

【性状】本品为朱红色的大蜜丸，丸心显黑褐色；味甜、苦、略麻辣。

【功能与主治】补气养血，调经安胎。用于气血两亏，月经不调，腰膝疼痛，红崩白带，子宫寒冷。

【用法与用量】口服，一次1丸，一日2次。

【注意】感冒忌用。

【规格】每丸重9g

【贮藏】密封。

(八)清宫寿桃丸 Qinggong Shoutao Wan

【处方】驴肾 鹿肾 狗肾 枸杞子 人参 天冬 麦冬 地黄 当归 益智(盐制) 蚕砂 酸枣仁(炒) 分心木(炒焦)

【性状】本品为黑褐色的小蜜丸，味甜酸，微苦。

【功能与主治】补肾生精，益元强壮。用于肾虚衰老所致头晕疲倦，记忆力衰退，腰膝酸软，耳鸣耳聋，烟花流泪，夜尿多，尿有余沥等症。

【用法与用量】口服，一次50粒，一日两次。

【注意】阴虚火旺者不宜服用。

【规格】每50粒重7g

【贮藏】密封，置阴凉干燥处。

(九)参茸黑锡丸 Shenrong Heixi Wan

【处方】红参 50g 鹿茸 50g 黑锡 100g 荜澄茄 50g 胡芦巴 50g 丁香 50g 小茴香(盐炒)50g 益智(盐炒) 50g 肉豆蔻(制霜) 50g 橘红 50g 半夏(制) 50g 附子(制) 50g 木香 50g 赭石(煅) 50g 补骨脂(盐炒) 50g 肉桂 50g 川子 50g 阳起石(煅) 50g 沉香 50g 硫黄(制) 50g

【制法】以上十二味，除黑锡外，其余红参等十九味粉碎成细粉，过筛，混匀，用水泛丸。黑锡细粉用白酒化开包衣，打光，干燥，即得。

【性状】本品为灰黑色光亮的水丸；气芳香，味苦、微辛。

【功能与主治】回阳固脱，坠痰定喘。用于痰壅气喘，四肢厥冷，大汗不止，猝然昏倒，腹中冷痛等症。

【用法与用量】口服，一次1.5~3g，一日1~2次。

【注意】孕妇禁用

【规格】每80粒重0.3g

【贮藏】密闭，防潮。

注：黑锡

将锡熔化，加入0.5倍量的硫黄，炒至烟净，冷却，即得。锡应为氧化物矿物锡石 Cassiterite 中炼出。

(十)混元丸(混元丹)Hunyuan Wan

【处方】紫河车 60g 人参 30g 黄芪 30g 山药 60g 甘松 120g 益智(盐炒)180g 远志(甘草炙)75g 桔梗 30g 茯苓 150g 天竺黄 30g 木香 30g 砂仁 90g 香附(醋炙)300g 梅花 90g 莪术

(醋炙)90g 牡丹皮 600g 天花粉 300g 滑石 1800g 甘草 300g

【制法】以上十九味，粉碎成细粉，过筛，混匀。每 100g 粉末加炼蜜 70~80g 制成大蜜丸，即得。

【性状】本品为灰黄色的大蜜丸；气香，味甜、微苦。

【功能与主治】健脾，益肾。用于小儿先天不足，后天失调，脾胃虚弱引起体质软弱，发育不良，面黄肌瘦，饮食少进，遗尿便溏。

【用法与用量】口服，一次1丸，一日2次，周岁以内小儿酌减。

【规格】每丸重 3g

【贮藏】密封。

### （十一）透骨镇风丸（透骨镇风丹）Tougu Zhenfeng Wan

【处方】香加皮 450g 甘松 450g 荆芥 450g 关木通 450g 天麻 450g 白芷 450g 青风藤 450g 羌活 450g 麻黄 450g 防风 450g 独活 450g 苍术 450g 僵蚕（麸炒）450g 海桐皮 450g 全蝎 450g 木瓜 450g 川乌（甘草银华炙）225g 木贼 225g 细辛 225g 草乌（甘草银花炙）225g 白附子（矾炙）225g 干姜 450g 吴茱萸（甘草炙）450g 丁香 225g 山柰 225g 肉豆蔻（煨）225g 草果 225g 肉桂 450g 红豆蔻 450g 八角茴香 225g 高良姜 225g 豆蔻 225g 赤芍 450g 牡丹皮 450g 没药（醋炙）450g 川芎 450g 莪术（醋炙）450g 牛膝 450g 乳香（醋炙）225g 三棱（麸炒）225g 血竭 225g 自然铜（煅醋淬）225g 菟丝子 450g 杜仲（炭）450g 虎骨（油炙）450g 当归 450g 胡芦巴（盐炙）450g 白芍 450g 续断 450g 巴戟天（甘草炙）450g 益智（盐炙）450g 石楠藤 450g 龟甲（沙烫醋淬）黄芪 450g 地骨皮 450g 韭菜子 225g 肉苁蓉（酒炙）450g 补骨脂（盐炙）225g 大青盐 225g 小茴香（盐炙）225g 熟地黄 450g 茯苓 450g 五味子（醋炙）225g 鹿茸 225g 甘草 225g 龙骨（煅）225g 白术（麸炒）225g 人参 225g 苦杏仁 450g 陈皮 450g 枳壳（麸炒）450g 法半夏 450g 陈皮 450g 枳壳（麸炒）450g 法半夏 450g 广藿香 450g 连翘 450g 柏子仁 450g 滑石 450g 罂粟壳 450g 乌药 450g 厚朴（姜炙）450g 天南星（矾炙）450g 桔梗 450g 青皮（醋炙）450g 香附（醋炙）志远（甘草炙）450g 砂仁 450g 川楝子 225g 枳实 450g 木香 225g 麝香 114g 朱砂 228g

【制法】以上九十味，朱砂水飞或粉碎成极细粉，麝香盐城细粉；其余香加皮等八十八味粉碎成细粉，过筛，混匀，与上述粉末配研，过筛，混匀。每 100g 粉末加炼蜜 140~150g 制成大蜜丸，即得。

【性状】本品为黑棕色的大蜜丸；气香，味微甘、苦。

【功能与主治】疏风散寒，温通经络。用于风寒湿邪，痹阻经络引起的腰背疼痛，肢体麻木，筋骨软弱，半身不遂，跌打损伤，瘀血肿痛。

【用法与用量】口服，一次1丸，一日2次。

【注意】孕妇忌服

【规格】每丸重 9g

【贮藏】密封。

### （十二）济坤丸 Jikun Wan

【处方】香附（醋制）40g 熟地黄 40g 莲子 40g 当归 30g 泽兰 30g 地黄 20g 茯苓 20g 天冬 20g 麦冬 20g 延胡索（醋制）20g 红花 20g 白芍 20g 龙胆 20g 厚朴（姜制）20g 青皮（醋制）15g 丹参 10g 牡丹皮 10g 蝉蜕 10g 桔梗 10g 枳壳（麸炒）10g 稻芽（炒）10g 关木通 10g 益智（盐制）10g 乌药 8g 陈皮 8g 木香 8g 白术（麸炒）8g 阿胶 5g 酸枣仁（炒）5g 志远（制）5g 草豆蔻 5g 川楝子 4g

【制法】以上三十二味，粉碎成细粉，过筛，混匀。每 100g 粉末加炼蜜 130~150g，制成大蜜丸，即得。

【性状】本品为黑褐色的大蜜丸；味甜、微苦、辛。

【功能与主治】调经养血，和胃安神。用于月经不调，痛经，经前乳胀，肝胃不和，乳房生结节。

【用法与用量】口服，每丸一次，一日2次。

【规格】每丸重12g

【贮藏】密封。

### (十三) 滋补参茸丸 Zibu Shenrong Wan

【处方】人参 15g 鹿茸(去毛)15g 熟地黄 50g 龟板(醋淬)40g 山药 40g 当归 40g 茯苓 25g 朱砂 25g 益智(盐制)25g 补骨脂(盐制)25g 龙眼肉 25g 枸杞子 25g 苍术 25g 牛膝 25g 栀子(炒焦)15g 甘草 15g 黄柏(酒炒)15g 柏子仁 15g 知母(酒炒)15g 远志(甘草制)15g 酸枣仁(炒)15g 肉桂 10g 琥珀 10g 砂仁(盐制)10g

【制法】以上二十四味，朱砂水飞或粉碎成极细粉；其余熟地黄等二十三味粉碎成细粉，与上述粉末配研，过筛，混匀。每100g 粉末加炼蜜 140～160g 制成大蜜丸，即得。

【性状】本品为棕褐色的大蜜丸；味腥、辛。

【功能与主治】补气养血，壮阳添精。用于气血衰弱，体倦乏力，肌肉消瘦，怔忡健忘，失眠惊悸，肾虚滑精，阳痿不举。

【用法与用量】空腹服用，一次1丸，一日2次。

【注意】忌食生冷物。

【规格】每丸重9g

【贮藏】密封

### (十四) 降糖舒丸 Jiangtangshu Wan

【药物组成】人参、枸杞子、黄芪、刺五加、黄精、益智、牡蛎、地黄、熟地黄、葛根、丹参、荔枝核、知母、生石膏、芡实、山药、玄参、五味子、麦冬、乌药、天花粉、枳壳

【功能与主治】滋阴补肾，生津止渴。用于糖尿病及糖尿病引起的全身综合征。

### (十五) 补脑丸 Bunao Wan

【药物组成】当归、枸杞子、五味子(酒炖)、酸枣仁(炒)、核桃仁、柏子仁(炒)、益智(盐炒)、龙骨(煅)、远志(制)、胆南星、天麻、石菖蒲、琥珀、肉苁蓉(蒸)天竺黄

【功能与主治】滋补精血、安神镇惊、化痰息风。用于精血亏虚、风痰阻络所致的健忘失眠、癫痫抽搐、烦躁胸闷、心悸不宁。

【方解】方中以枸杞子、当归滋阴补血，为君药。五味子、肉苁蓉、核桃仁、益智补肾益精，宁心安神，为臣药。柏子仁、酸枣仁养心安神；远志、石菖蒲宁心安神，祛痰开窍；天麻、龙骨、琥珀平肝潜阳，息风定惊；胆南星、天竺黄清热化痰，息风定惊，共为佐药。全方配伍，具有滋补精血，安神健脑，化痰息风之功。

【临床应用】

(1)健忘：因精血不足，髓海空虚而致健忘，兼有神疲乏力，头晕目眩，腰膝酸软，舌红，脉细数；记忆力减退见上述症候者。

(2)失眠：因精血亏虚，痰热扰心而致，症见心烦失眠，心悸不宁，头晕耳鸣，五心烦热，舌红，脉细滑或滑数；神经衰弱见上述症候者。

(3)癫痫：因经血亏虚，风痰阻窍，痰火扰心而致，症见突然扑到，昏不知人，口吐沫涎，两目上视，四肢抽搐，舌红，苔黄腻，脉弦滑数；癫痫发作间期见上述症候者。

【药理毒理】本品有增强学习记忆功能和镇静作用。

(1)增强学习记忆功能作用：本品 0.65、1.29g(生药)/kg 灌胃能增强正常大鼠和东莨菪碱所致记忆获得障碍小鼠的学习记忆能力，延长避暗测试时的潜伏期，减少单位时间内错误次数。其作用可能与对脑齿状回长时程增强(LTP)的异化、增强中枢突触传递密切相关。

(2)镇静催眠作用：本品 1.29g(生药)/kg 一次灌胃给药，可减少小鼠自主活动次数，并增加阈下催眠剂量戊巴比妥钠诱导的小鼠入睡率，延长催眠剂量戊巴比妥钠所致小鼠睡眠时间。

【不良反应】目前尚未检索到不良反应报道。

【注意事项】

(1)本品含活血药物，孕妇慎用。

(2)饮食宜清淡，忌辛辣及烟酒刺激物品。

【用法与用量】口服。一次 2～3g，一日 2～3 次。

【规格】每 10g 丸重 1.5g

# 三、胶囊剂

胶囊剂(capsules)系指将药物填装于空心胶囊中或密封于弹性软质胶囊中而制成的固体制剂，构成上述空心硬质胶囊壳或弹性软质胶囊壳的材料是明胶、甘油、水以及其它的药用材料，但各成分的比例不尽相同，制备方法也不同。胶囊剂分硬胶囊剂、软胶囊剂(胶丸)、肠溶胶囊剂和速释、缓释与控释胶囊剂，供口服应用。

## (一)缩泉胶囊 Suoquan Jiaonang

【药物组成】山药、益智仁(盐炒)、乌药。

【功能与主治】补肾缩尿。用于肾虚之小便频数，夜卧遗尿。

【方解】方中以益智仁温补肾之阳，固气涩精为主药；山药补益脾肾之气，增强益智仁的作用，为辅药；乌药顺气开郁，宣通人体经络气血，以助阳气之恢复，并能散寒气，消胀满，止疼痛，改善肾阳不足，虚寒内生或寒凝聚力气滞出现的肢体清冷、腹部胀满、腰膝疼痛等症，为方中佐药。诸药和合，共奏温肾助阳、健脾益气、固精缩尿、顺气散寒之功。且择药精当，配伍严谨，脾肾同治，病症兼顾，实为治疗肾阳不足，下元虚冷不可多得之名方。

【性状】本品为胶囊剂，内容物为棕黄色粉末；气香，味微苦。

【药理作用】减少水负荷大鼠的尿排出量，对抗乙酰胆碱所致大鼠膀胱逼尿肌的收缩。

【临床应用】

(1)补肾、性功能减退；老年性迎风流泪症；冷泪症；双侧肾积水的治疗；慢性肾小球肾炎；肾病综合征的治疗。

(2)中老年尿频、夜尿过多；前列腺增生症；非感染性尿频；顽固性遗尿症、尿道综合征；慢性前列腺炎；精神紧张性尿频。

(3)小儿及青少年遗尿症；配合心理干预治疗小儿神经性尿频；中医辨证肾阳不足的小儿流涎；中医辨证肾阳不足的多涎症。

(4)女性中老年张力性尿失禁；中医辨证尿崩症；劳淋症；妇科崩漏、带下、乳泣、滑胎。

【规　格】每粒装 0.3 克*60 粒*瓶/盒

【贮　藏】密封，置阴凉(不超过 20℃)干燥处。

【用法用量】口服。成人一次 6 粒，5 岁以上儿童一次 3 粒，一日 3 次。

## (二)降糖舒胶囊 Jiangtangshu Jiaonang

【药物组成】人参、枸杞子、黄芪、葛根、山药、黄精、五味子、熟地黄、地黄、玄参、麦冬、知母、生石膏、天花粉、刺五加、益智、牡蛎、芡实、枳壳、丹参、荔枝核、乌药。

【功能与主治】益气养阴，生津止渴。用于气阴两虚所致的消渴病，症见口渴、多饮、多食、多尿、消瘦、乏力；非胰岛素依赖型糖尿病见上述症候者。

【方解】人参大补元气，益气生津；枸杞子滋补肝肾，生津止渴，共为君药。黄芪、葛根健脾升阳，补气生津；山药、黄精、五味子既补肺脾肾之气，又养肺脾肾之阴；熟地黄养阴生津，添精补髓；地黄、玄参、麦冬、知母、石膏、天花粉清热泻火存阴。滋阴生津润燥，共为臣药。刺五加、益智温肾健脾，既滋阴精生化之源，又防甘寒诸药伤阳之弊；牡蛎、芡实补肾固涩，收敛阴津，补敛结合，以防阴津之耗散；枳壳、丹参、荔枝核、乌药疏肝理气，调畅气机，以增强津液通形输布之能，尽呈佐助、佐治之用。诸药为伍，总奏益气养阴，生津止渴之效。

【临床应用】消渴多因禀赋虚阴，或过食滋腻，或过用温燥之品，或情志抑郁化火，或房事劳伤，内热炽盛，耗气伤津所致，症见口渴多饮、多食善饥、小便频多、体型消瘦、体倦乏力；非胰岛素依赖型糖尿病见上述症候者。

【不良反应】目前尚未检索到不良反应报道。

【注意事项】

(1) 属阴阳两虚消渴者慎用。

(2) 孕妇忌用。

(3) 服药期间忌食肥甘，辛辣之品，控制饮食，注意合理的饮食结构；忌烟酒。

(4) 应结合糖尿病饮食和体育运动进行综合治疗。

(5) 在治疗过程中，尤其是与西药联合用药时，要及时检测血糖，避免低血糖反应发生。

(6) 注意早期防止各种并发症，如糖尿病脑病，糖尿病心病、糖尿病肾病等，以防止病情的恶化。

【用法与用量】口服。一次4～6粒，一日3次。

【规格】每粒装0.3g

(三) 补肾康乐胶囊 Bushen Kangle Jiaonang

【处方】淫羊藿 117g 制何首乌 7g 花生米 21g 龟甲(烫)2.5g 山茱萸(制)9g 肉桂 1.25g 枸杞 7g 狗肾(制)25g 熟地黄 5g 黄柏(制)17g 续断 1.5g 五味子(制)8g 紫河车 83g 杜仲 6.5g 人参 15g 益智(制)2.5g 海马(制)5g

【制法】以上十七味，取淫羊藿总量的65%及其余制何首乌等十六味粉碎成细粉，过筛，混匀，未通过筛的药粉与剩余淫羊藿加水煎煮二次，第一次 2 小时，第二次 1.5 小时。合并滤液，滤过，滤液浓缩至相对密度为 1.05～1.10(70～80℃)的清膏与适量炼蜜搅拌均匀，干燥，粉碎，装入胶囊，制成 1000 粒，即得。

【性状】本品为胶囊剂，内容物为黄褐色的粉末；气微腥，味微咸、微苦。

【功能与主治】壮阳益肾，大补气血，添精生髓，强身健脑。用于未老先衰，性机能减退，腰膝酸痛，疲乏无力，失眠健忘，精神恍惚，性功能减退等症。

【方解】淫羊藿温肾壮阳，补益精血，强健筋骨；人参大补元气，健脾生血，安神增智；何首乌滋补肝肾，养血填精，共为君药。枸杞、熟地黄养血补精益髓，山茱萸、紫河车助阳补精兼益气养血，共为臣药。佐以狗肾、海马、益智壮阳益肾；花生米补气生血；杜仲、续断补肝肾，强筋骨；五味子、龟甲滋补肝肾；肉桂补火助阳，与补气益血药相伍有温运阳气，鼓舞气血之功；黄柏清相火而兼肾阴。诸药相合，共作益肾助阳，补气益血，添精生髓之功。

【临床应用】

(1) 肾虚精亏：气血两虚证因禀赋不足，或大病久病未复，或劳倦过度，或年老体衰，以致肾虚精亏，气血不足而未老先衰，疲乏无力，腰腿疫痛，精神恍惚，少气懒言，面色少华，性功能减退；早衰症见上述证候者。

(2) 失眠：因久病失养，或年迈体虚，或素体衰弱，以致肾虚精亏，气血虚损，心失所养，而见失眠，兼见精神萎靡不振，气短乏力，腰痠腿软；神经衰弱见上述证候者。

（3）健忘：因年老肾衰髓少，或附加思虑积久，或体弱多病，久病不愈，以致肾亏精虚，气血两虚，而见健忘，腰痠腿软，神疲无力。

【不良反应】目前尚未检索到不良反应报道。

【用法与用量】淡盐水送服，一次3～4粒，一日3次。

【注意事项】
  (1)本品为肾虚精亏、气血两虚症而设。体实及阴虚火旺者忌服。
  (2)感冒者慎用，以免表邪不解。
  (3)本品含有肉桂，孕妇慎用。
  (4)服药期间饮食应选清淡易消化之品，忌食辛辣、油腻、生冷之品。
  (5)用于治疗失眠时，睡前请勿吸烟，勿喝酒、茶和咖啡。

【规格】每粒装0.25g

【贮藏】密封。

（四）天紫红女金胶囊 Tianzihong Nujin Jiaonang

【处方】黄芪(炙)53g 党参 53g 山药(酒炒)53g 甘草(炙)13g 熟地黄 53g 当归 80g 阿胶(炒珠)53g 白术 53g 茯苓 40g 杜仲(盐炙)40g 川芎 40g 陈皮 27g 香附(醋盐炙)80g 肉桂 27g 三七(熟)27g 砂仁(盐炙)27g 桑寄生 40g 益母草 53g 小茴香(盐炙)13g 牛膝 13g 木香 13g 白芍(酒炒)53g 丁香 7g 艾叶(醋炙)80g 益智(盐炙)27g 延胡索(醋炙)13g 肉苁蓉 40g 续断(酒炙)40g 地榆(醋炙)53g 荆芥(醋炙)40g 酸枣仁(盐炙)53g 海螵蛸 53g 麦冬 27g 椿皮 27g 黄芩(酒炙)53g 白薇 13g

【制法】以上三十六味，山药、茯苓、肉桂、小茴香、丁香、三七、砂仁、木香、阿胶、部分香附粉碎成细粉，混匀备用。其余黄芪等二十六味与剩余香附加水煎煮二次，第一次1.5小时，第二次1小时，合并煎液，滤过，减压浓缩至相对密度1.2，放冷，加入乙醇至含醇量为65%，静置10小时以上，回收乙醇，浓缩至相对密度为1.3～1.35的稠膏，与上述药粉混匀，80℃以下干燥，粉碎，制粒，装入胶囊，制成1000粒，即得。

【方解】本方用黄芪、党参、山药、白术、茯苓、甘草甘温益气；当归、熟地黄、白芍、川芎、阿胶、酸枣仁滋养营血。方用肉桂、杜仲、桑寄生、牛膝、益智、续断、肉苁蓉滋补下元，温肾暖宫，和以补气健脾，养血和营，调经止痛。香附、砂仁、丁香、小茴香、木香、陈皮疏肝行气，调理脾胃；益母草、延胡索、三七活血化瘀，调经止痛；海螵蛸、地榆、艾叶、荆芥温经止血。和以行气和血，调理冲任。黄芪、麦冬、白薇、椿皮清热，凉血，收涩止血。佐制温燥之偏，总之，诸药合用，消补兼施，旨在益气养血，补肾暖宫，调理月经。

【临床应用】
  (1)月经后期：因气血不足，肾气虚寒所致，症见经水后错，月经量多或月经量少，有血块，经行腰腹冷痛，喜热喜按，身体疲乏，舌质淡，脉沉细。
  (2)崩漏：因气血双亏，肾阳虚弱，冲任失调所致，症见经来无期，经水量多，或淋漓不尽，或有血块，畏寒肢冷，舌质淡，脉虚弱；功能性子宫出血见上述症候者。
  (3)痛经：因肾气虚寒，下焦寒凝，冲任失荣，气血失畅所致，症见行经小腹冷痛，喜热喜按，经行错后，腰膝酸软，或腰骶疼痛、畏寒肢冷，精神倦怠，舌淡苔白，脉沉细，舌质淡，脉虚弱；原发性痛经见上述症候者。

【不良反应】目前尚未检索到不良反应报道。

【性状】本品为胶囊剂，内容物为棕红色至土红色的颗粒；气清香，味苦微涩。

【功能与主治】补气养血，补肾暖宫，调经安胎。用于气血两亏，肾虚宫冷，月经不调，崩漏带下，腰膝冷痛，宫冷不孕。

【用法与用量】口服，一次 3 粒，一日 2～3 次。
【注意事项】
(1)阴虚血热导致的月经不调、崩漏不宜使用。
(2)孕妇禁用。
(3)用药后症状不减者，请医生诊治。
(4)服药间禁食生冷之物。
(5)感冒忌服。
【规格】每粒装 0.35g
【贮藏】密封。

(五)宁心益智胶囊 Ningxin Yizhi Jiaonang

【处方】人参、黄芪、龟甲、益智、远志、石菖蒲、木香、五味子、甘松等
【功能与主治】养益、阴心补智宁气，用于神经衰弱表现为健忘、多梦、头晕、身倦乏力。适用于神经退行性疾病引起的脑萎缩、脑中风、老年痴呆、高血压、冠心病、肾血亏虚、内分泌紊乱、抑郁症、记忆力减退、更年期综合征者。共济失调，垂体前叶功能减退症，小脑萎缩，冠心病，高血压，神经衰弱，脑梗死，更年期综合征，抑郁症，痴呆。
【用法与用量】口服一日 3 次，一次 2 粒。
【规格】0.45g*12s
【贮藏】密封。

# 四、散　　剂

也称粉剂，系药物与适宜的辅料经粉碎、均匀混合而制成的干燥粉末状制剂。供内服或外用。早在《黄帝内经》就有散剂治疗疾病的记载。由于散剂表面积较大，具有易分散、便于吸收、奏效较快的特点，至今仍是中医常用的治疗剂型。散剂制法简单，当不便服用丸、片、胶囊等剂型时，均可改用散剂。散剂可分为内服散和外用散两种。内服散又可分为煮散，中药特有的剂型之一，粉末较一般散剂为粗，不直接吞服而采用酒浸或煎汤的方式煎制，服时有连渣吞服者，有去渣服汤者，视处方具体规定而异。

遗尿散 Yiniao San

【处方】粉萆薢(盐炒)500g 益智(盐炒)25g 朱砂 25g
【制法】以上三味，朱砂水飞或粉碎成极细粉；益智等二味粉碎成最细粉，与朱砂配研，混匀，即得。
【性状】本品为深黄色的粉末；味微辛。
【功能与主治】暖肾，涩尿。用于睡中遗尿。
【用法与用量】口服，一次 5g，一日 2 次。
【规格】每袋装 5g
【贮藏】密封。

# 五、口　服　液

口服液系指合剂以单剂量包装者，是在汤剂、注射剂基础上发展起来的新剂型。口服液吸收了中药注射剂的工艺特点，是将汤剂进一步精制、浓缩、灌封、灭菌而得到的。口服液最早是以

保健品的一种形式出现于市场的，如西洋参口服液、元能口服液、太太口服液等；而最近，许多治疗性的口服液已在制剂中大量涌现，如柴胡口服液、玉屏风口服液、银黄口服液、抗病毒口服液、清热解毒口服液等。

口服液具有服用剂量小、吸收较快、质量稳定、携带和服用方便、易保存等优点，尤其适合工业化生产。有些品种可适于中医急症用药，如四逆汤口服液、银黄口服液，故近几年来多将片剂、颗粒剂、丸剂、汤剂、中药合剂、注射剂等改制成口服液，使之成为药物制剂中发展较快的剂型之一。但口服液的生产设备和工艺条件要求都较高，成本较昂贵。

口服液的制备一般用煎煮法(方法同中药合剂)。先将煎液适当浓缩后加入一定比例的乙醇，以沉淀水溶性杂质，或以醇提水沉法除去脂溶性杂质，然后加入适宜附加剂(常用的有矫味剂、抑菌剂、抗氧化剂、着色剂等)，溶解混匀，滤过澄清，按注射剂工艺要求，灌封于安瓿或易拉盖瓶中，灭菌即得。药液一般要求澄清，因此，将提取液浓缩后，一般都采用热处理、冷藏等办法，过滤以除去杂质。由于药液浓度较大，一般都用板框压滤机、微孔滤器或中空纤维超滤设备过滤，以保证澄明度。

在《药品生产质量管理规范实施指南》中明确规定：口服液因药物性能不同，其制剂工艺及生产环境的洁净级别也不同。非最终灭菌口服液体药品的暴露工序洁净度为 10 万级，最终灭菌口服液体药品的暴露工序洁净度为 30 万级。

### 宁心益智口服液 Ningxinyizhi Koufuye

【药物组成】人参、黄芪、龟甲、玉竹、益智、远志、五味子等。
【性状】本品为淡黄色或棕黄色的液体；味甜。
【功能与主治】补气养阴，宁心益智。用于神经衰弱表现为健忘，多梦，头晕，身倦乏力者。
【用法用量】口服，一次 10 毫升，一日 2 次。儿童减半。
【不良反应】尚不明确。
【禁忌】孕妇、哺乳期妇女禁用；外感发热患者禁服。
【注意事项】
(1)忌烟、酒及辛辣、油腻食物。
(2)服药期间要保持情绪乐观，切忌生气恼怒。
(3)有高血压、心脏病、糖尿病、肝病、肾病等慢性病严重者应在医师指导下服用。
(4)本品不宜长期服用，服药 7 天症状无缓解，应去医院就诊。
(5)严格按用法用量服用，年老体弱者应在医师指导下服用。
(6)对本品过敏者禁用，过敏体质者慎用。
(7)儿童必须在成人的监护下使用。
(8)请将此药品放在儿童不能接触的地方。
(9)如正在服用其他药品，使用本品前请咨询医师或药师。

## 第二节　益智健康产品

益智为著名四大南药之一，也属药食同源品种。分布于海南、广东和广西等地，海南保亭、陵水及琼中各县山区均产，亦有栽培。益智适于在温暖雨量充足的区域生长，喜荫，因此，常间种于槟榔、橡胶的树下，海南省目前益智的种植面积达万亩。

据古文献记载，益智在古代就有做成果脯直接食用的历史。《明医杂录》记载为"蜜炙"。《本经逢原》曰"去壳，盐水炒用"。《本草通玄》"去壳盐水炒"。中医理论认为盐炙入肾，盐炒益智后有助于发挥益智传统的"暖肾"功效。

药食同源植物是指具有一定医疗保健作用，同时又具有一定营养价值的可食性植物，亦称药食两用植物。"药食同源"的历史源远流长，早在周代《周礼·天官》中记载了疾医主张"五味五谷五药养其病"；疡医主张"以酸养骨，以辛养筋，以咸养脉，以苦养气，以甘养肉，以滑养窍"等。春秋战国时期，《黄帝内经》记载："大毒治病，十去其六；常毒治病，十去其七；小毒治病，十去其八；无毒治病，十去其九；谷肉果，食养尽之，无使过之，伤其正也"。这些都是最早的药食同源的思想。随后，"食治""养""寓医于食"等概念相继被人们提出，强调了药食同源植物在保健预防和辅助治疗疾病等方面的作用[10]。如今，随着现代社会发展节奏的加快，各方面压力的增加使得亚健康人群数量剧增，另外环境污染的加重，食品安全事件频发，使得人们越来越注重养生保健，具有食疗保健防病治病绿色天然的药食同源植物因此备受人们的青睐。益智是中国卫生部公布的既是食品又是药品的天然物之一，是一种安全性较高的药食同源植物资源，预示益智将不仅在药品领域的功能，还在保健食品和保健品领域也具有广泛的应用前景。

## 一、益智食品与饮料

益智广泛的药理作用和其药食同源的特性决定了更适合于研制平时就可以食用的普通食品。让人们食用这些食品时觉得很好吃，服用不成为负担，同时具有一定的保健作用。随着整个世界回归自然的健康意识和消费趋势，人们会越来越重视自身的预防保健，而不是有了病再去看病。因此，研制口感好，具保健作用的食品将越来越受到关注和喜爱，将使人们的保健意识提升到每一刻、溶入人们的日常生活中。

目前，研究人员在益智加工研制方法及其操作工艺等方面作了深入的探索，但益智作为食品的加工方法仍沿袭传统工艺，新产品的开发，特别是深加工研究尚属空白。从食用的角度出发，已研制开发出益智果脯、益智酒、益智茶、益智粉及益智糖果等系列化产品。

（一）益智果脯

**1. 制备工艺** 选取个体大，色泽鲜绿无锈斑，六、七成熟鲜益智果实。用清水洗去果实表面的灰尘、污物及杂物。将益智果浸入下列混合液中：饱和食盐水加 6%柠檬酸，浸泡 36h。食盐可促进果肉细胞适当脱水，扩大细胞间距，有利于糖渗透和填充，柠檬酸起护色作用。用清水漂洗果实表面数次，再用微沸的热水烫 5 min，捞起并迅速浸入冷水中冷却。然后采用两次抽真空渗糖处理，第一次用 30%的糖液，常压浸泡 1h，在温度为 55℃，压力为 0.09 mPa 的真空条件下渗糖 24h，渗糖量约为 23.4% 第二次用含糖量为 50%糖液，常压浸泡 24h，在与第一次同样真空条件下渗糖量约为 43.4%。最后沥糖、烘干、包装[11]。

**2. 产品特色** 由于益智果味较辛辣且香浓，为了保证产品具有原果风味，避免糖煮导致风味损失。在低糖益智果脯制作过程中先将果实制成盐胚，糖液中加入柠檬酸后，制成的低糖多味果脯口感得到较大改善，甜、酸、辣、咸适中，回味好，风味较佳。同时，果实先制成盐胚，糖液中加入 0.5%食用明胶，用柠檬酸调 pH 至 2～3 左右，这些都有利于降低水分活性，增强产品的保藏性和抗菌能力。从现代营养角度来讲，甜、酸、辣多味益智果脯具有理想的口感和保健作用。

（二）益智粉及益智固体饮料

将益智药材进行水提取得到益智提取液，而后进行喷雾干燥得到益智提取物；将益智提取物分别与椰子粉、木瓜粉及一些辅料进行配伍，经过处方筛选及制备工艺研究，克服益智提取物口感不好的缺憾，同时确保制剂成型好，以获得口感良好的固体饮料产品[12]。具体如下：

**1. 益智提取物粉的制备** 将益智果实用 10 倍量的水提取，收集挥发油，过滤，再加 8 倍量的水提取过滤，再加 8 倍量的水提取 4h，过滤，滤液合并。将滤液浓缩，再加与益智果实药材等重的麦芽糊精，搅拌均匀。而后在进风温度 180℃，出风温度 75℃，进料流量 500mL/h 的条件下喷雾干燥得益智提取物粉。

**2. 益智椰子粉固体饮料的制备** 将益智提取物粉与椰子粉、植物脂末、精制白砂糖、抗结剂按一定的配比混合均匀，即得。

**3. 益智木瓜粉固体饮料的制备** 将益智提取物粉与木瓜粉、植物脂末、精制白砂糖、抗结剂按一定的配比混合均匀，即得。

**4. 技术性能指标** 以益智椰子粉、益智木瓜粉固体饮料产品的制剂成型性及经过处方筛选配伍获得较好口感为主要技术性能指标，制订益智椰子粉、益智木瓜粉固体饮料两种产品的质量标准，对其外观、口感、微生物进行描述限定，以确保益智固体饮料产品的质量符合要求。

**5. 益智固体饮料制作中所采用的技术原理** 运用现代干燥技术，将益智提取液喷雾干燥，得到保持益智原粉口味的益智提取物粉。筛选益智固体饮料的辅料组成及各组分比例，使益智固体饮料产品拥有良好的外观、口感及水溶性。

**6. 与国内外同类技术、产品的对比分析** 国内外市场上销售的固体饮料产品较多，但尚无以益智提取物为主要成分配伍海南特色的木瓜粉、椰子粉的固体饮料产品问世，因此，该产品从产品形式、配方及制备工艺等方面均具有一定创新性。与其他同类产品相比，本项目产品在发挥南药益智补肾壮阳，固精缩尿，温脾止泻，悦色延年，提高记忆力的广泛的保健作用的同时，添加海南特色产品椰子粉、木瓜粉，使得本产品在发挥保健功能的同时又使人享受到椰香，木瓜的独特风味，并掩盖了益智提取物口感不好的缺憾。

（三）益智茶

**1. 制备工艺** 益智→粉碎→加水提取→浓缩→浸提→冷却→粗滤→调配→粗滤→多步精滤→杀菌→灌装→分析→检测。将茶叶和益智液在热水 80~90℃中浸提，先用不锈钢茶滤器粗滤，去除茶渣后，再以滤纸或滤膜过滤，以除去茶汤中的微粒、杂质、混浊物，使茶汤清澈明亮。过滤后的茶水加入蜂蜜调味，加热杀菌，趁热装入瓶中冷藏。经多数人品尝，口感良好。冷藏 6 个月，不变质。

**2. 产品特色** 增加记忆及增强免疫的功能；增强肌力、消除疲劳，具有补虚益气、养血安神等作用；有益志安神、延年益寿的功效；用于治疗脾胃虚弱，体倦乏力；治疗头晕、健忘、目眩等症；用于治疗老年性痴呆，智力障碍，记忆力差等病症。

（四）益智鹧鸪茶

**1. 制备工艺** 将益智干果(40 %～60 %)和鹧鸪茶(10 %～30 %)的杂质挑选干净，放入远红外烤箱，温度调至 90～120℃的温度下，益智干果烘烤 40～80 min。鹧鸪茶烘烤 20～50 min。冷却，把冷却的益智干果、鹧鸪茶和白砂糖(20 %～40 %)分别倒入粉碎机内进行粉碎，粉碎机的筛孔为 60～120 目。然后按比例混合均匀，将调配混匀后的物料置入袋泡茶包装机内进行包装，经检验合格后入库。具体操作流程为如下：筛选→烘烤→冷却→粉碎→调配→混匀→袋泡茶包装机→外包装→成品[13]。

**2. 产品特色** 本品采用"四大南药"之一、药食同源的益智与海南特产鹧鸪茶为主要原料，经现代化工艺精制而成。此茶含有多种维生素、微量元素和人体所需的多种氨基酸。天然益智鹧鸪茶具有如下特点不添加色素不添加香精突出天然益智鹧鸪茶风味芳香，浓郁冲泡后汤色清亮饮后口味甘甜茗香缭绕，有降火清热解毒止渴生津消食消胃气，降压减肥等保健功效。此茶芳香浓郁、冲泡后汤色清亮、饮后口味甘甜、茗香缭绕，是旅游休闲，馈赠亲友之佳品。

（五）益智粽

晋代的嵇含在《南方草木状》中记载："益智，出交趾合浦。建安八年，交州刺史张津尝以益智粽饷魏武帝"，因此，益智自晋代就被做成益智粽，作为赠送皇帝（曹操）的美食，享有盛名。结合海南的情况，在放有蛋黄、猪肉的粽子中再放入盐炙后的益智，一定可去腻，使原有在海南非常有市场的蛋黄猪肉粽更加美味,畅销市场,独具特色。

(六)益智糖果

**1. 制备工艺** 浸泡→粉碎→榨汁→调配→溶糖→熬糖→ 浇注→冷却→捡选→包装→成品。将益智干果(5%~15%)与水(10%~30%)浸泡25h后洗净,放入锅中加入水煮沸并搅碎、过滤。取滤液待用。将白砂糖(40%~60%)、葡萄糖浆(40%~60%)和益智滤液加入升降式刮边搅拌锅里,气压调至0.1~0.4 mPa 开始溶糖,当糖液温度达到70~95℃时,加入植物脂末(10%~15%)。植物脂末可以增加产品的润滑度及香味。当糖液温度达到95~110℃时,溶糖结束,然后把糖液送入真空薄膜熬糖机,经糖果浇注机成型,冷却。将成型冷却后的糖果放入枕式包装机内进行包装,经检验合格后入库[14]。

**2. 产品特色** 不添加色素、香精,保持了天然益智风味,甜中略微苦且辛香,有营养丰富、口感津甜、保健等优点和药用保健价值。

(七)益智酒

益智是以国家卫生部批准的药食同源类药材。益智含有人体所需的16种氨基酸,同时含有多种对人体有保健作用的成分,如多酚类、锰、锌、钙、磷等;益智酒以益智为主要原料,配伍巴戟天、黄芪、女贞子、枸杞子、甘草,用 50 %v/v 米酒浸泡提取,科学调配而成。药典记载:益智温脾暖肾,固气涩精;黄芪补气固表,利尿生肌;巴戟天补肾助阳,强健筋骨,祛风除湿;女贞子滋补肝肾,乌须明目;枸杞子补肾益精,养肝明目,补血安神,生津止渴,润肺止咳;甘草和中缓急,补脾益气,润肺解毒,调和诸药。现代药理研究表明,益智酒具有健脑益智、增强免疫力、抗疲劳等作用[15, 16]。

## 二、益智保健产品

益智壳和益智中挥发油成分不同,中药多用果仁。益智性温,入药有健胃、理气、补心肾与安神、涩精固气等功能,具有抗癌、抑制回肠收缩、抑制前列腺素有机合成、强心拮抗钙素活性及扩张血管、壮阳延缓衰老、防治老年性痴呆、益智等疗效。专家学者对益智不同器官的化学成分、益智油的提取分离及益智的抗癌作用做了大量的研究,发现益智能大大减少超氧化物的产物,降低脂肪氧化,抑制表皮鸟氨酸脱羧酸的活性,说明益智既是一种药效独特中草药,又是抗衰老天然保健品。

(一)益智牌黄精覆益胶囊

配方成分的科学文献资料表明,均有改善记忆作用,药理研究本品有改善记忆功能,人食试验口服本品36天,指向记忆、联想学习、图像自由记忆、人像特点联系、回忆量表分和记商与自身服用前或对照组比较,均有显著性差异。说明本品有辅助改善记忆功能。提高记忆和思维能力,增加大脑血流循环,延缓衰老的产品,当今的市场需求量很大,但纯用药食同源植物组成,无毒有效,可长期服用的保健食品。

【保健功能】辅助改善记忆。

【功效成分/标志性成分含量】每100g含:总黄酮 0.205g

【主要原料】黄精、桑葚子、覆盆子、益智、芡实

【适宜人群】需要改善记忆者。

【不适宜人群】少年儿童。

【食用方法及食用量】每日3次,每次3粒。

【产品规格】 0.5g/粒

【贮藏方法】置阴凉干燥处保存。

【注意事项】本品不能代替药物。

(二)读书郎®益智枸杞山楂牛磺酸口服液

【主要原料】山楂、枸杞子、益智、牛磺酸、白砂糖、甜菊糖苷、纯化水

【生产工艺】本品经提取、浓缩、过滤、混合、灌装、灭菌、包装等主要工艺加工制成。

【保健功能】增强免疫力。

【功效成分/标志性成分含量】每100mL含：粗多糖 400mg、牛磺酸 3.6g

【适宜人群】免疫力低下者。

【不适宜人群】婴幼儿、儿童、孕妇、乳母。

【食用方法及食用量】每日1次，每次20mL，直接服用或温开水送服。

【规格】20mL/支、100mL/瓶(附量具)

【贮藏】密封，置常温干燥处；100mL规格开瓶后冷藏。

【保质期】24个月。

(三)天然益智足浴粉

李平颜[17]等研制出休闲保健的纯天然益智足浴粉剂，让消费大众接受和认可中医和中医保健，同时感受益智的保健作用。选用益智果、根、茎、叶，通过晒干、筛选、烘干、冷却、粉碎、内包装、挑选、外包装、检验、成品的工艺流程。本产品不添加其他辅料，不添加化学药物，无任何毒副作用，安全性高，具有独特渗透作用，深入皮肤，疏通毛孔，改善足部血液循环，足浴后，能消除紧张和疲劳，有益于舒筋活血。足浴时，水温控制在38～43℃之间为宜，每次足浴的时间一般以25～35 min为宜。

中药材益智产地加工方法为采集益智果实，除果肉取益智置锅内，炒至外壳焦黑，取出冷透，除去果壳，取仁捣碎用。在此过程中产生大量的益智果肉及果壳资源。益智果肉中的粗蛋白及粗脂肪含量均高于姜科的和其他的蔬菜品种，还有丰富的B族维生素$B_1$、$B_2$及维生素C、E，以及锰、锌、钾、铜等微量元素。另外，益智果中含8种人体必需氨基酸及11种非必需氨基酸，因而从主要营养成分可以揭示益智果完全可作为开辟新型食品的资源。益智果壳内含有丰富的挥发油成分，具有非常好的中枢抑制和镇痛等方面作用。另外，益智挥发油含有多种芳香成分，值得注意的是圆柚酮(nootkato)、橙花叔醇(nerolidol)、芳樟醇(linalool)、香茅醇(citronellol)、橙花醛(neral)等都是留香持久，令人心情舒畅的有名香料也存在于益智油中，是一种很值得开发利用的药用油和芳香油。益智壳中含有低聚糖也高于益智，低聚糖尤其是低聚果糖具有非常明确的药效作用，如改善肠道内微生物种群比例，促进微量元素铁钙的吸收与利用，降低血脂，提高人体免疫力，防癌等。益智叶中含有与益智相似的化学成分，可作为原材料来制备益智挥发油用于制药工业，其中含有的香橙烯(valencene)、桃金娘烯醛(mytrenal)等为精油中常见的香气成分，可开发为芳香油，运用于化妆医药保健食品添加和化工等方面；姜黄挥发油的主要化学成分具有刺激性辣味的风味，可开发作为食品添加剂或调味剂，此外，还有部分挥发油具有较好的抗菌作用，可开发为作为食品的天然防腐剂[18]。

益智长期以来仅仅作为中药材入药，由于益智药材市场目前趋于饱和，且产品附加值低，价格低，使海南当地农民种植益智的积极性受到极大的冲击。近年来，海南种植益智的面积逐年下降。益智产业发展面临严重困境，对益智进行深度综合开发利用研究可以提升产品的附加值[19]。伴随人们生活水平提高，人们成熟的理性消费和主动保健意识不断增强。为开发研制益智相关的保健食品与产品带来了巨大的商机。天然保健食品与产品的研制开辟了一条新的健康之路，其花费少，收效快，简便易行，方便实用，同时丰富了保健休闲产品的种类。通过综合开发利用还可增加益智需求量，从而扩大益智的种植面积，增加农民收入，可以解决部分劳动力就业问题，促成南药产业链的良性循环发展，促进地方产业结构调整。还可以对海南旅游市场的产品结构增加

起积极的推动作用,提升海南旅游业的吸引力。同时也将进一步推动科技成果转化为经济效益,推动地方经济又好又快地发展。

## 第三节 益智名方缩泉丸的现代研究

益智在中医临床上应用历史悠久,明清时代临床上用益智配伍的方剂数达最高峰为 359 个,其次为宋元以前为 268 个,现当代为 70 个。在诸多方剂中,缩泉丸占据重要的地位[20]。围绕益智开展的系列研究中,课题组选择缩泉丸作为益智的代表方剂进行探索,主要基于以下考虑:

(1)缩泉丸组方简单,方中仅含有益智仁、乌药和山药三味中药。

(2)缩泉丸在国内市场上有不同厂家的中成药品种在使用和流通,并具备一定的市场规模。

(3)对适应证的考虑。缩泉丸临床主要肾虚所致的小便频数、夜间遗尿,与现代临床上的尿失禁、膀胱过度活动症引起的尿频尿急以及下尿道综合征类似,发病率高,给患者带来的麻烦和困扰甚至超过糖尿病,有"社交癌"之称。国际上对尿失禁的关注度高,研究投入多。

(4)临床对尿失禁的药物治疗以化学药物占主导地位,并不断有新的药物在国际上获批上市使用。缩泉丸是为数不多的用于治疗尿失禁的中成药,很有代表性。

(5)缩泉丸药理作用及内在机制探讨较多,但成分分析尤其是药代动力学研究薄弱。

### 一、新剂型的开发

缩泉丸由等量的益智仁(盐制)、乌药和山药中药组成,具有补肾缩尿之功效,用于肾虚所致的小便频数、夜间遗尿。关于缩泉丸的处方来源,在 20 世纪 90 年代先后发表的两篇小论文进行了解析。福建省金鸡山温泉疗养院李榕生和陈文两人认为《校注妇人良方》是缩泉丸方的最早出处[21];而南京中医学院的孙世发认为以缩泉丸命名者,首见于《医方类聚》引《济生续方》,而方源出自《魏氏家藏方》[22]。作为复方制剂,缩泉丸曾收载于 1989 年出版的于《卫生部药品标准中药成方制剂》第 1 册(WS3-B-0166-89),后收录于 2010 年版《中国药典》(一部),至 2015 年版《中国药典》(一部),除以水丸收载的缩泉丸外,还新增了新制剂缩泉胶囊。国家食品药品监督管理局国产药品缩泉丸目前共有 8 家获批生产药企,分布在吉林、陕西、上海、浙江和广东等省市。缩泉胶囊唯一的获批生产药企为湖南汉森制药股份有限公司。与传统制剂磨药为粉、水泛为丸不同,缩泉胶囊的制备工艺过程主要分为 3 部分:约三分之一的山药打磨成粉,剩余的部分与益智仁和乌药先用乙醇回流得醇提清膏,醇提后的药渣再用水提取得水提清膏。清膏减压干燥得干膏粉,与预留的山药粉混合,加入适量淀粉,制颗粒,制成普通硬胶囊。

### 二、缩泉丸与胶囊的成分分析

2010 年《中国药典》(一部)所收载的缩泉丸规定了含量测定项,即采用高效液相色谱法测定源于乌药的乌药醚内酯,并规定每克缩泉丸中的乌药醚内酯含量不得少于 0.09 mg。对于缩泉胶囊,采用了不同的含量测定指标,分别是源于乌药的去甲异波尔啶和源自山药的尿囊素,并规定每粒胶囊所含的去甲异波尔啶和尿囊素分别不少于 0.40 和 0.48 mg。

关于缩泉丸和缩泉胶囊的成分分析的研究报道多是从制剂的质量标准的角度进行的。康云鹰等利用高效液相色谱法分析缩泉丸中的乌药醚内酯,分析条件中用到了 ODS C18 反相色谱柱,乙腈-水系统(56∶44)作为流动相,检测波长设定在 235 nm。通过方法学验证,并最终分析 5 个不同批次缩泉丸中乌药醚内酯的含量,含量在 0.18~0.37 mg 之间,批次间的精密度为 28%。虽然含量符合药典规定,但批次间暴露出明显的差异。另外,本文作者并没有说明供试品缩泉丸制剂的具体来源[23]。

梁志健等采用类似的方法和条件，区别在于30min的梯度洗脱而非等度洗脱。完成了方法学验证之后，测定5个批次的实验室自制的水泛缩泉丸，乌药醚内酯的含量在0.17～034 mg之间，含量符合药典的最低限度要求，但批间含量差异明显(25%)[24]。卢海霞等也报道了类似的工作，研究结果表明有不同生产企业提供的5个批次的缩泉丸制剂中乌药醚内酯的含量在0.03～0.29 mg之间，有一个批次未达到药典的最低限量要求，批次之间的差异巨大，精密度达到了63%[25]。

从以上研究报道可以看出，针对单一成分乌药醚内酯的含量限度而言，缩泉丸制剂是容易达标的，但批次间也展示出明显的差异。2015年湖南省食品药品检验研究院的文庆等人对缩泉丸和缩泉胶囊按现行标准做了一次评价性抽验质量分析，50个抽检样品的含量限度项目均达到合格的要求，但制剂的总体质量表现一般[26]。

虽然现行标准对缩泉丸中的去甲异波尔啶的含量限度没有要求，严枫建立高效液相色谱法测定该成分的含量，所分析的广东华天宝药业集团有限公司的三个批次是缩泉丸中含量分别为2.51、2.43、2.67 mg/g，并根据乌药的药材含量限度要求以及生产过程中的转移率等问题，提出该成分在缩泉丸制剂中的含量限度为1.1 mg/g[27]。

以上研究表明，采用一个或两个成分对缩泉丸或缩泉胶囊进行质量控制，虽然操作上方便可行，但是也暴露出一定的问题。林耀才等针对不同厂家的缩泉丸制剂做了基于高效液相色谱法的指纹图谱分析，寻找更好控制制剂质量的方法。

采用ODS C18反相色谱柱，乙腈-水为流动相，50 min的梯度洗脱，检测波长在280 nm、254 nm和230 nm之间切换，分析了3个不同厂家(广东华天宝药业集团有限公司、广东益和堂制药有限公司和吉林省天光药业有限公司)的15各批次的缩泉丸产品，确定了14个共有峰，其中去甲异波尔啶(5号峰)为参照峰，绘制该制剂的指纹图谱[28]。但本研究并没有给出其余13个共有峰所对应的是哪些化合物。

然而，以上研究，无论是单一成分或双组分，还是指纹图谱研究，都没有对方剂中的主药益智仁的成分进行归属和含量限定，在一定程度上缺乏合理性。

湖南汉森制药股份有限公司针对缩泉制剂标准指纹图谱及特征图谱的构建方法及质量检测方法进行了专利申请(中国专利申请号2014107822219, http://cpquery.sipo.gov.cn/)。选择C18反相色谱柱，乙腈-水作为流动相，50min梯度洗脱，检测波长在280、260和230 nm之间切换。根据10批次的缩泉制剂的分析研究，发现14个共有峰，以4号峰去甲异波尔啶为参考峰，其中源于益智仁4个共有峰，源自乌药9个共有峰，属于山药的有5个共有峰。类似地，共有峰中的13个所对应的化合物没有阐明。

我们所在的海南省热带药用植物研究开发重点实验室，利用液相色谱-串联质谱联用技术，对缩泉丸(广东华天宝药业集团有限公司和广东益和堂制药有限公司)及缩泉胶囊(湖南汉森制药股份有限公司)中的成分进行了分析[29]。从中鉴定出22个化合物，其中薯蓣皂苷元和尿囊素来自山药，诺卡酮、杨芽黄素、伊砂黄素、白杨素、山奈素和芹莱素-4',7-二甲氧醚、益智酮甲、益智酮乙、益智等9个化合物来自于益智仁，而波尔啶、去甲异波尔啶、去甲波尔啶、网脉碱、乌药醚内酯、异乌药内酯、新乌药内酯、linderagalactone D、linderagalactone C, hydroxylindestenolide和白术内酯Ⅲ等11个化合物来自于乌药。完成完整的分析方法学的开发和验证后，对其中的来自生物碱、黄酮、二芳基庚烷和萜内酯四类成分中的14个化合物进行了定量分析(图6-1)。每粒缩泉胶囊中去甲异波尔啶的含量为0.58 mg，而乌药醚内酯在缩泉丸中的含量分别为0.13和0.27 mg/g。根据2015版《中国药典》含量测定项的限量要求，所测的成分在2种制剂的3个品种中都满足要求。但是再观察另外12个未被规定测定的成分，品种之间的差异还是比较明显的，虽然文章中所分析供试品的批次数量不多。

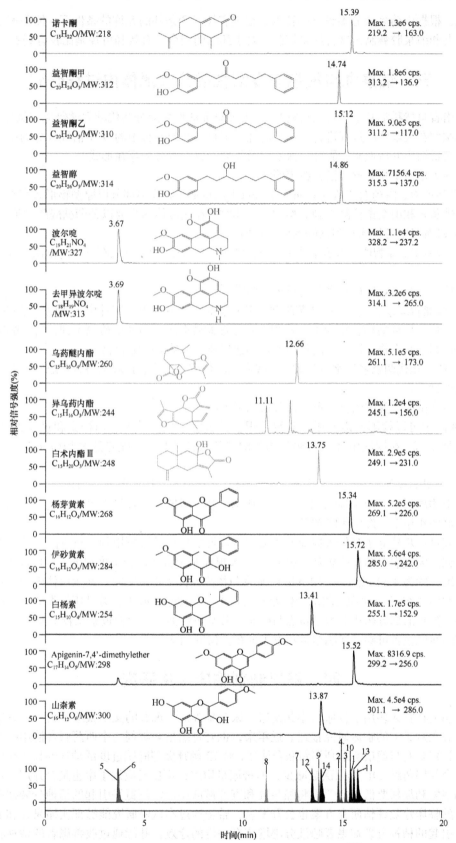

图 6-1 缩泉丸和缩泉胶囊中 14 种成分的色谱图[29]

因此，根据中药多成分多靶点的特点，在现有技术和条件的允许的条件下，能采用多指标成分对缩泉丸和缩泉胶囊制剂进行质量控制，对于药品的安全、有效和可控是比较有利的。

## 三、缩泉丸与缩泉胶囊活性成分大鼠体内过程研究

在海南省自然科学基金项目"含益智仁名方缩泉丸活性多成分药代动力学研究"（编号812189）对缩泉丸制剂在大鼠体内过程进行了初步研究。项目以君药益智中的9个活性成分为研究目标，探索大鼠灌胃缩泉丸后血浆、胆汁、尿液以及粪便中目标成分的存在形式。

给药后大鼠血浆物质形式谱分析表明[30]：
（1）杨芽黄素、白杨素和 Apigenin-4',7-dimethylether 在血浆中部分以原型物形式存在，但浓度很低；伊砂黄素和山柰素检测不到原型物。上述物质在大鼠体内主要以葡萄糖醛酸的形式存在。
（2）大鼠血浆中可检测到圆柚酮的原型物质。
（3）益智酮甲、益智酮乙和益智醇在大鼠血浆中部分以原型物形式存在，但以葡萄糖醛酸结合物为主。

给药后大鼠胆汁物质形式谱分析结果表明[31, 32, 33]：
（1）大鼠灌胃缩泉胶囊后，益智黄酮和二芳基庚烷类成分在大鼠胆汁中主要以代谢物的形式存在，主要是葡萄糖醛酸结合物为主，检测不到原形物质形式。胆汁中检测不到益智黄酮脱甲基反应形成的代谢中间产物，这些中间代谢产物迅速形成葡萄糖醛酸结合物。
（2）这些二相代谢物经酶水解处理后，代谢物的色谱峰消失，释放出益智黄酮和二芳基庚烷类成分的原形物质。

给药后大鼠尿、粪中的物质形式谱分析结果表明[34]：
（1）在尿中可以检测到诺卡酮、益智酮甲、益智醇、杨芽黄素、白杨素和芹菜素-7,4'-二甲醚原形物质形式。在尿液中并未检测到相关的二相代谢产物，可能是这些物质又发生了进一步的代谢。
（2）在大鼠的粪便中观察到诺卡酮、益智酮乙、益智醇、杨芽黄素、白杨素和芹菜素-7,4'-二甲醚的原形物质形式，但未检测到二相结合代谢产物，说明由胆汁排泄进入肠道中的二相代谢物在肠道菌群的作用下，发生了降解反应。

本研究进一步建立了分析大鼠血浆中益智特征性的成分益智酮甲的分析方法，并用于药代动力学的研究。大鼠灌胃缩泉胶囊(5.7 g/kg)后，大鼠血浆中游离药物浓度很低，在给药后 5 min 即达到峰浓度，约为 4.62 ng/mL，30 min 后血浆药物浓度低于定量下限。在大鼠体内的平均滞留时间很短，约为 0.63 h。动物之间的个体差异也较大。益智酮甲属于二芳基庚烷类成分，我们在本项研究中观察到的部分药代动力学特点与同属二芳基庚烷类成分的姜黄素比较类似[35]。

详细的研究报告可参考课题组近年发表的相关研究论文。

## 四、缩泉制剂临床应用研究

缩泉制剂在临床多用于夜尿、小儿遗尿、尿失禁等症，现有的文献报道多集中于临床效果观察，鲜有真正意义上的临床研究报道。近年来，也有将缩泉丸制剂与中西药联合使用的报道。如蔡剑等人将缩泉丸与琥珀酸索利那新联合使用，对 72 例肾虚型膀胱过度活动症的临床疗效进行观察，发现合并用药组 24h 排尿次数减少，但排尿量增多；不良反应发生率也是合并用药组比单独使用琥珀酸索利那新要低一些[36]。将缩泉丸和五苓散联用治疗氯氮平引起的精神分裂症患者唾液分泌过多的临床疗效评估研究方案也公开发表，希望通过本试验研究能够证实缩泉丸和五苓散对于氯氮平引起的精神分裂症患者唾液分泌增多有一定的疗效，并能通过改善患者的精神状态而提高其生命质量[37]。

## 参 考 文 献

[1] 陈萍.益智仁的化学成分及药理活性研究进展.现代药物与临床,2013,28(4):617.
[2] 李伟霞.药对研究(Ⅲ)—药对的功效物质基础.中国中药杂志,2013,38(24):4196.
[3] 张俊清.益智的历史沿革与应用特点.中国实验方剂学杂志,2011,17(21):289.
[4] 邱琼华.基于尿液生成排泄探讨缩泉丸配伍机制.中国实验方剂学杂志,2013,19(10):207.
[5] 湖北襄阳专署人民医院中医科.中医杂志,1965,11(24):430.
[6] 中华人民共和国卫生部药典委员会.卫生部药品标准中药成方制剂.北京化学工业出版社.
[7] 中华人民共和国药典.临床用药须知.中药卷.2005年版.人民卫生出版社.
[8] 吴清和.缩泉丸的药理学研究.新中医,1991,(12):49
[9] 张屏.蒙药益智温肾十味丸质量标准.中国实验方剂学杂志,2013,19(13):75.
[10] 闻庆.海南岛药食同源植物资源及其开发利用现状.广东药学院学报,2015,31(1):126.
[11] 刘红.益智加工品开发与研制.保鲜与加工,2002,2:27.
[12] 张俊清.姜科药用植物益智 Alpinia oxyphylla 资源化学研究.南京中医药大学,2013.
[13] 陈东良.天然益智鹧鸪茶及其研制加工.热带农业工程,2008,32(1):8.
[14] 陈东良.天然益智糖果的研制加工.热带农业工程,2008,32(2):5.
[15] 董文化.益智酒抗疲劳与增强免疫力作用研究.酿酒科技.2015,1(247):40.
[16] 董文化.益智酒的急性毒性研究.时珍国医国药,24(1):2605.
[17] 李平颜.天然益智足浴粉剂的研制加工.热带农业工程,2010,34(6):4.
[18] 高炳淼.南药益智废弃物综合利用现状与分析.时珍国医国药,2015,26(6):1473.
[19] 李小婷.四大南药资源开发利用现状分析.中国现代中药,2015,(17):2.
[20] 张俊清,段金廒,叶亮,等.益智的历史沿革与应用特点[J].中国实验方剂学杂志,2011,17(21):289-292.
[21] 李榕生,陈文.缩泉丸方源考[J].福建中医药,1993,24(2):36.
[22] 孙世发.缩泉丸方来源浅析[J].中医杂志,1994,35(7):439.
[23] 康云鹰,谢国芳.缩泉丸质量标准研究[J].亚太传统医药,2010,6(3):42-43.
[24] 梁志健,江伟雯,操红缨,等.缩泉丸质量标准的初步研究[J].中药新药与临床药理,2015,26(2):236-239.
[25] 卢海霞,王钧,邵文.缩泉丸质量标准研究分析[J].中国现代药物应用,2015,9(21):282-283.
[26] 文庆,赵顺,龙凌云,等.缩泉丸(胶囊)评价性抽验质量分析[J].海峡药学,2015,27(1):26-29.
[27] 严枫.高效液相色谱法测定缩泉丸中去甲异波尔定含量[J].中南药学,2014,12(10):1011-1013.
[28] 林耀才,孙丽,李娇庆.不同厂家缩泉丸的高效液相指纹图谱研究[J].中南药学,2015,13(11):1129-1131.
[29] Chen F,Li HL,Li YH,et al. Quantitative analysis of the major constituents in Chinese medicinal preparation SuoQuan formulae by ultra fast high performance liquid chromatography/quadrupole tandem mass spectrometry. Chem Cent J, 2013,7(1):131.
[30] Chen F,Li HL,Tan YF,et al. Identification of known chemicals and their metabolites from Alpinia oxyphylla fruit extract in rat plasma using liquid chromatography/tandem mass spectrometry(LC-MS/MS) with selected reaction monitoring[J]. J Pharm Biomed Anal,2014,97:166-177.
[31] 陈峰,谭银丰,赖伟勇,等. LC-MS/MS 法测定大鼠口服缩泉胶囊后胆汁中的代谢物[J].海南医学院学报,2014,20(5):581-587.
[32] 陈峰,李海龙,赖伟勇,等. LC-MS/MS 法测定大鼠口服缩泉胶囊后胆汁中的代谢物(Ⅱ)[J].海南医学,2014,25(16):2347-2350.
[33] 陈峰,李海龙,谭银丰,等. LC-MS/MS 法测定大鼠口服缩泉胶囊后胆汁中的代谢物(Ⅲ)[J].海南医学,2014,25(17):2503-2507.
[34] 秦贞苗,李海龙,谭银丰,等. 大鼠灌胃缩泉方制剂后尿、粪中的益智活性成分及代谢物的测定[J].海南医学,2014,25(23):3433-3436.
[35] Chen F,Li HL,Tan YF,et al. Validated method to measure yakuchinone A in plasma by LC-MS/MS and its application to a pharmacokinetic study in rats[J]. Chem Cent J,2014,8(1):2.
[36] 蔡剑,曾文彤,张培海,等.缩泉丸与琥珀酸索利那新联合治疗肾虚型膀胱过度活动症72例临床观察[J].中药与临床,2013,4(5):39-41.
[37] Hung CC,Fu PK,Wang HY,et al. Treatment effects of traditional Chinese medicines Suoquan Pill and Wuling Powder on clozapine-induced hypersalivation in patients with schizophrenia:study protocol of a randomized,placebo-controlled trial[J]. Zhong Xi Yi Jie He Xue Bao,2011,9(5):495-502.

# 后 记

...点实验室，海南省热带药用植物研究开发重点实验室一直致力于海南省...实验室科研工作者在国家和海南省科技项目的支持下，对于海南特色...了全产业链研究，凝练成了"中药益智的资源与产业化关键技术研究"的科研成...令人欣慰的是该成果在2015年喜获海南省科技进步一等奖。本书是对此阶段工作的总结，也是一本全面介绍"海南特色资源——益智"的专辑。然而由于编者学术水平的专业知识的有限性，使益智真正发挥其在人民健康中的积极作用，还需要一线科研人员付出更多的努力和辛苦。

在本书的撰写过程中，特别感谢海南省重点学科——药物化学学科提供的经费支持，使得本书得以早日与读者见面。特别感谢海南省科技厅对益智项目的经费支持，使得益智的研究工作得以全面展开。特别感谢南京中医药大学段金廒教授对益智研究工作高屋建瓴的指导，形成了益智产业链的整体研究思路。特别感谢海南省白沙黎族自治县青松乡和海南省琼中县长兴村对益智基地建设提供的帮助，为益智资源的研究提供了必要的保障。同时也相信在重点实验室科研人员的努力下，益智资源会得到更好的发展，为地方经济发展和农民致富提供更多的选项。

本书编写过程中，得到了海南医学院各级部门的大力支持，感谢张俊清院长对本书的整体规划，感谢李友宾教授对整个书稿的细心修订，感谢各位编者对本书付出的大量努力，感谢参与本书编写的硕士研究生对本书付出的心血，谨此一并致谢。

由于本书涉及内容广泛，尽管在编写过程中力图正确与完善，限于编著水平有限，书中难免有疏漏，敬请读者批评指正。